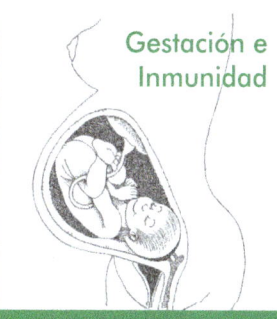
Gestación e Inmunidad

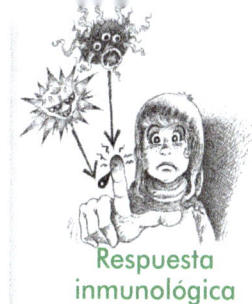
Respuesta inmunológica

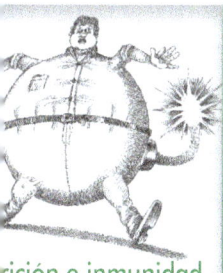
rición e inmunidad

En defensa propia:
Aventuras y desventuras del sistema inmunológico
Autor: Dr. Fernando Fariñas Guerrero

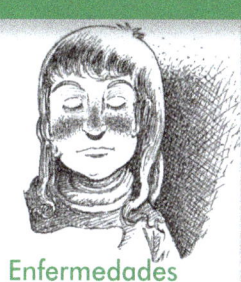
Enfermedades autoinmunes

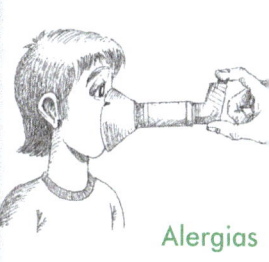
Alergias

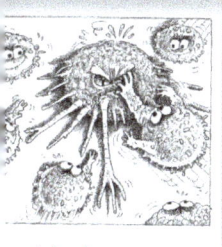
unidad y cáncer

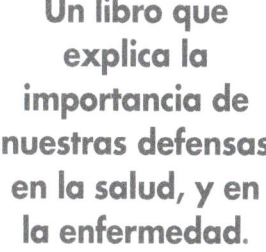
Psiconeuroinmunología

Un libro que explica la importancia de nuestras defensas en la salud, y en la enfermedad.

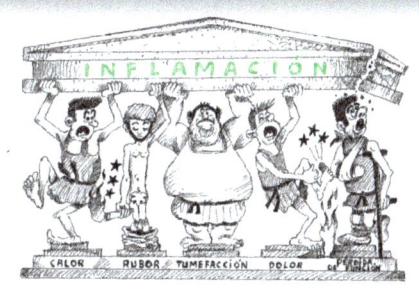

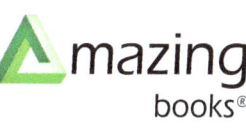
Amazing books® | Medicina Inmunología

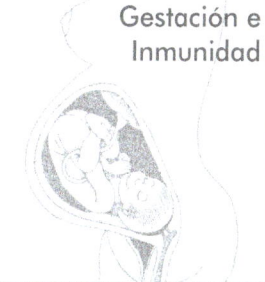
Gestación e Inmunidad

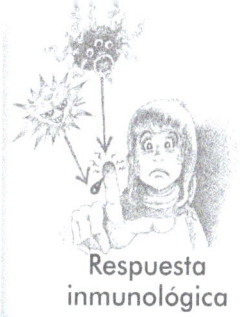
Respuesta inmunológica

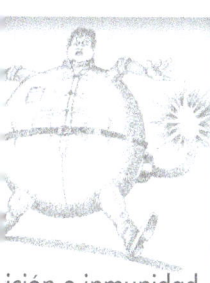
ición e inmunidad

En defensa propia:
Aventuras y desventuras del sistema inmunológico
Autor: Dr. Fernando Fariñas Guerrero

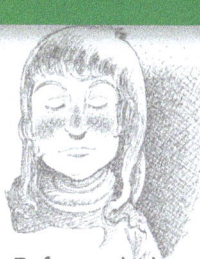
Enfermedades autoinmunes

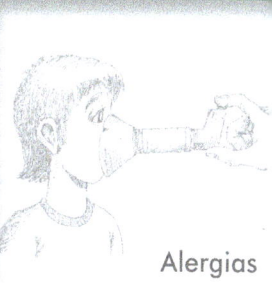
Alergias

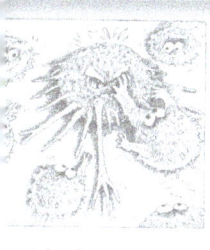
unidad y cáncer

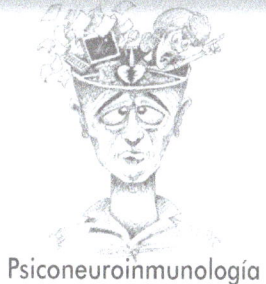
Psiconeuroinmunología

Un libro que explica la importancia de nuestras defensas en la salud, y en la enfermedad.

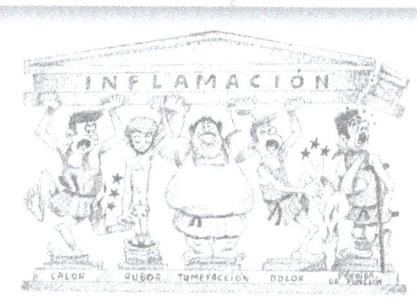

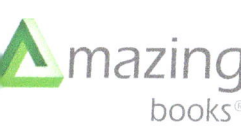
Medicina
Inmunología

Es propiedad de:
© 2016 Amazing Books S.L.
www.amazingbooks.es

Editor: Javier Ábrego Bonafonte

Centro de Arte y Tecnología
Avenida Ciudad de Soria, N º8
50003 Zaragoza - España

Primera impresión: Septiembre 2016

ISBN: 978-84-945421-2-1
Deposito Legal: Z-1179-2016

Diseño, Preimpresión e Impresión - Cudipal

Reservados todos los derechos.
Cualquier forma de reproducción, distribución, comunicación pública o transformación de esta obra sólo puede ser realizada con la autorización de sus titulares, salvo excepción prevista por la ley. Diríjase a CEDRO (Centro Español de Derechos Reprográficos) si necesita fotocopiar o escanear algún fragmento de esta obra solicite autorización en el teléfono +34 976 077 006, o escribiendo al e-mail info@amazingbooks.es

Amazing Books SL, queda exonerado de toda responsabilidad ante cualquier reclamación de terceros que pueda suscitarse en cuanto a la autoría y originalidad de dicho material.
Así como de las opiniones, casos científicos, y contenidos, que son intrínsecamente atribuibles al autor, autora, o autores.

Agradecimientos

En primer lugar quisiera agradecer a Editorial Amazing Books, y sobre todo a su editor, Javier Ábrego, la disposición, entusiasmo y facilidades proporcionadas a la hora de editar esta obra.

Quiero agradecer también la colaboración prestada en la elaboración del capítulo sobre células madre a mi compañero, amigo y experto en Terapia Celular, el Dr. Antonio J. Villatoro, desde estas líneas mi más profundo agradecimiento.

Igualmente me gustaría mostrar mi más enfático agradecimiento a mis amigos y familia, por todo el ánimo que he recibido para confeccionar esta pequeña obra y muy especialmente a Belén Amaro, por el ánimo y el impulso que siempre me ha dado para éste y otros proyectos. Se lo agradeceré siempre e infinitamente; gracias por confiar tanto en mi trabajo.

Para finalizar, agradecer a todos y cada uno de los lectores de esta obra el que hayan hecho igualmente el esfuerzo de asomarse a las páginas de este libro para enfrentarse a ese gran desconocido y sin embargo vital SISTEMA INMUNOLÓGICO de mis amores.

Fernando Fariñas Guerrero

Presentación del Autor

Dr. Fernando Fariñas Guerrero

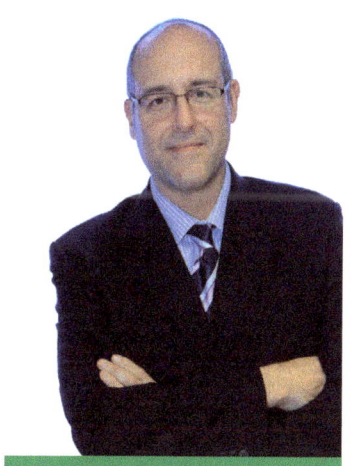

Fernando Fariñas Guerrero ha cursado estudios y doctorado en Medicina, Veterinaria y Biología. Es un reconocido experto en los campos de la Inmunología Clínica y las Enfermedades Infecciosas. Ha sido fundador y Presidente de la Fundación "IO", dedicada al desarrollo de proyectos de lucha internacional frente a brotes de zoonosis y enfermedades infecciosas emergentes. Es diplomado internacional en Virología Médica, en Medicina Tropical y en Leprología, habiéndose dedicado principalmente a las enfermedades zoonósicas en el ámbito de la Patología Infecciosa y a la Inmunoinfectología, Vacunología, Autoinmunidad e Inmunodeficiencias en el terreno de la Inmunología Clínica. Asesor médico y veterinario de diversos organismos públicos y privados a nivel nacional e internacional, forma parte de grupos de estudio especializados como el de Inmunoterapia (GEIT) y de Inmunodeficiencias (GEID), así como a diversos grupos relacionados con las enfermedades infecciosas vectoriales y zoonosis. Como docente imparte numerosas conferencias, masters y cursos de especialización relacionados con la inmunología clínica, Vacunología y las enfermedades infecciosas. Autor de varios libros sobre el tema y de numerosos artículos en revistas de carácter nacional e internacional, actualmente co-dirige el Instituto de Inmunología Clínica y Terapia Celular, sito en Málaga. Igualmente, en la actualidad desempeña el cargo de Presidente de la Asociación Española "Ynmun" para el Estudio de las Enfermedades Inmunológicas e Infecciosas. En los próximos meses está prevista la publicación de un nuevo libro, dedicado a Inmunología Clínica Pediátrica. Ha recibido numerosos premios a nivel nacional e internacional tanto en el ámbito médico como veterinario.

Sumario

CAPÍTULO 1. LOS GUARDIANES DEL SISTEMA INMUNITARIO:
LOS CUARTELES DE INSTRUCCIÓN 15
   1.1 Órganos linfoides primarios ("Cuarteles de instrucción") 16
   1.2 Órganos linfoides secundarios ("Cuarteles de destino") 16

CAPÍTULO 2. LOS GUARDIANES DEL SISTEMA INMUNITARIO. LA "SOLDADA":
CÉLULAS DEL SISTEMA INMUNE 21
   2.1 Otros "armamentos": moléculas del sistema inmune 25
   2.2 El sistema inmunológico y sus enfermedades 25

CAPÍTULO 3. BARRERAS NATURALES FRENTE A LA INFECCIÓN 29
   3.1 La piel 31
   3.2 Aparato respiratorio 32
   3.3 Aparato digestivo 33
   3.4 Aparato urinario 35
   3.5 Aparato genital 36

CAPÍTULO 4. LA RESPUESTA INMUNOLÓGICA: RESPONDER O MORIR 41

CAPÍTULO 5. INMUNIDAD E INFECCIÓN: LUCHAR CONTRA EL ENEMIGO 47
   5.1 El SIDA y sus "controladores de élite" 52

CAPÍTULO 6. INMUNIDAD Y MICROBIOTA: BACTERIAS IMPRESCINDIBLES
PARA NUESTRA ÓPTIMA DEFENSA 57
   6.1 Funciones de la microbiota 58
   6.2 Factores que influyen sobre la microbiota 58
   6.3 Microbiota e inmunidad 58

CAPÍTULO 7. LA INMUNIDAD EN DISTINTAS FASES DE LA VIDA:
INMUNIDAD DEL EMBARAZO 65

CAPÍTULO 8. LA INMUNIDAD EN DISTINTAS FASES DE LA VIDA: INMUNIDAD
NEONATAL Y DE LA INFANCIA 71

CAPÍTULO 9. LA INMUNIDAD EN DISTINTAS FASES DE LA VIDA: INMUNIDAD Y VEJEZ 79

CAPÍTULO 10. LA INFLAMACIÓN: AMIGA O ENEMIGA 85
   10.1 Obesidad e inflamación 88

CAPÍTULO 11. ALIMENTAR LAS DEFENSAS: LA CIENCIA DE LA INMUNONUTRICIÓN 93
   11.1 Nutrición. Infección e inmunidad 94
   11.2 Nutrición e inflamación 95
   11.3 Los problemas de "intolerancia inmunológica" a algunos alimentos:
la enfermedad celiaca 97

CAPÍTULO 12. ALIMENTAR LAS DEFENSAS: EFECTO DE LOS DISTINTOS NUTRIENTES SOBRE EL SISTEMA INMUNITARIO 103
    12.1 Aminoácidos 103
    12.2 Grasas (lípidos) 103
    12.3 Glúcidos (azúcares) 105
    12.4 Vitaminas 105
    12.5 Minerales 107

CAPÍTULO 13. INMUNOTOXICOLOGÍA. ENVENENANDO AL SISTEMA INMUNE 113
    13.1 Efectos de los xenobióticos en el sistema inmune 117

CAPÍTULO 14. EJERCICIO E INMUNIDAD: EJERCITANDO LAS DEFENSAS 123

CAPÍTULO 15. PSICONEUROINMUNOLOGÍA: DIME COMO PIENSAS Y SIENTES, Y TE DIRÉ COMO TE DEFIENDES 129
    15.1 Estrés e inmunidad 131
    15.2 Sentimientos, emociones e inmunidad 133
    15.3 Piel, mente e inmunidad 133
    15.4 Mente, infección y cáncer 134
    15.5 Personalidad y enfermedades autoinmunes 135

CAPÍTULO 16. EL CUERPO CONTRA SÍ MISMO: EL DRAMA DE LAS ENFERMEDADES AUTOINMUNES 139
    16.1 Infecciones y autoinmunidad 142
    16.2 Geografía, clima y enfermedades autoinmunes 143
    16.3 Cómo se trata la autoinmunidad 144

CAPÍTULO 17. ALERGIA: LA SENSIBILIDAD LLEVADA AL EXTREMO 149
    17.1 El shock anafiláctico: la reacción extrema 153
    17.2 El asma: ¡¡¡dejenme respirar!!! 153
    17.3 Alergia alimentaria 154
    17.4 Seguimiento y prevención de las alergias 155

CAPÍTULO 18. OBJETIVO, DESTRUIR AL TUMOR: INMUNIDAD Y CÁNCER 159
    18.1 Mecanismos de escape tumoral 162
    18.2 Inmunoterapia antitumoral 163
    18.3 Inmunoterapia inespecífica 164
    18.4 Inmunoterapia específica 165

CAPÍTULO 19. LA PROTECCIÓN "MATERNA": CELULAS MADRE EN EL TRATAMIENTO DE ENFERMEDADES INMUNITARIAS 171
    19.1 Terapia celular 171
    19.2 Concepto de célula madre 171
    19.3 Células madre mesenquimales (MSCs) 172
    19.4 Terapia celular con MSCs en enfermedades inmunitarias 173

COMENTARIO FINAL 176

CAPÍTULO 1

LOS GUARDIANES DEL SISTEMA INMUNITARIO: LOS CUARTELES DE INSTRUCCIÓN

CAPÍTULO 1

LOS GUARDIANES DEL SISTEMA INMUNITARIO: LOS CUARTELES DE INSTRUCCIÓN

En este preciso instante, numerosos "bichitos microscópicos" están intentando adentrarse por varios lugares de su cuerpo. Sin embargo, y a pesar de esta "tentativa" constante, usted no percibe esta "invasión microbiana". Y todo esto gracias a la existencia en su interior de un ejército que se encuentra en constante vigilancia, detectando y eliminando cualquier tipo de agresor antes de que pueda hacerse con el control de su cuerpo. Este ejército es el sistema inmune, ese gran desconocido que está alerta las 24 horas del día, 365 días al año.

Ser inmune significa estar protegido (etimológicamente "libre de carga" o "libre de servicio"). Por lo tanto, tiene sentido que el sistema corporal que ayuda a combatir las enfermedades se llame "sistema inmunológico".

No existen dos sistemas inmunitarios idénticos. Algunas personas parecen exentas de contraer infecciones, alergias o tumores, mientras que otras enferman constantemente o, al menos, con bastante frecuencia. Con el transcurso de los años, el sistema inmunitario de las personas entra en contacto cada vez con más gérmenes y adquiere inmunidad contra ellos. Por este motivo, los adultos y los adolescentes tienden a resfriarse menos que los niños.

El sistema inmunológico está formado por una red de células, tejidos y órganos que trabajan en equipo para proteger el cuerpo. Los llamados genéricamente glóbulos blancos son células que forman parte de este sistema de defensa. También reciben el nombre de "leucocitos".

Anatómicamente, el sistema inmunológico se encuentra localizado en unos "acuartelamientos" llamados genéricamente órganos linfoides. Los hay de dos tipos: unos que fabrican, producen e instruyen a todos los soldados (leucocitos) que van a formar parte de ese ejército inmunológico, y otros que alojan a estos soldados una vez han "madurado y aprendido", para ejecutar allí sus labores de defensa.

1.1 Órganos linfoides primarios (Cuarteles de instrucción)

1.1.1 Timo

El timo (no el de la estampita sino la molleja por todos conocida y que bien cocinada constituye un delicioso manjar), es un órgano donde los futuros linfocitos T (T de Timo), aprenderán a diferenciar lo propio de lo extraño, lo que tienen que atacar de lo que tienen que defender. Se encuentra situado a la altura de nuestro pecho, y ocupa una posición destacada por encima del corazón. Nacemos con un timo bien grande y, conforme van pasando los años, este órgano se va "encogiendo" haciéndose cada vez más pequeño, hasta convertirse cuando llegamos a la adolescencia, en solo un cúmulo de grasa.

El timo es una escuela muy dura donde aquellas células aspirantes a linfocitos que "no aprenden", son eliminadas, masacradas o defenestradas sin piedad. Esta eliminación es tan drástica, que sólo de un 5% a un 10% de las células aspirantes a linfocitos que ingresan en el timo, acaban "graduándose" y madurando, para ejercer después su función defensiva de forma correcta como linfocitos de pro. Como veremos más adelante, dentro de estos linfocitos T se incluyen distintos tipos. Entre ellos se encuentran "coroneles", "boinas verdes" y "controladores".

1.1.2 Médula ósea

Mientras los linfocitos T necesitan su propia escuela para madurar (el timo), el resto de las de las células defensivas, (también llamadas glóbulos blancos o leucocitos), que componen el ejército inmunitario son producidas y maduradas en la médula ósea: el llamado tuétano de los huesos. Las células producidas por este órgano son muchas y variadas. La médula ósea produce glóbulos rojos, plaquetas y un grupo de células defensivas entre las que se encuentran los llamados genéricamente células comedoras y otras de las que daremos cumplida cuenta en breve.

1.2 Órganos linfoides secundarios (Cuarteles de destino)

Una vez que estos soldados inmunológicos han madurado y aprendido las lecciones en el timo y la médula ósea, son destinados a diversos lugares o acuartelamientos donde van a poner en práctica todo aquello que han aprendido. Estos cuarteles de vigilancia son los ganglios linfáticos (llamados más correctamente linfonodos o nódulos linfáticos), el bazo (que se encuentra en el lado izquierdo del abdomen, justo al lado opuesto del hígado) y el tejido linfoide asociado a las mucosas (unos acuartelamientos situados a nivel digestivo, respiratorio y genito-urinario).

1.2.1 Tejido linfoide asociado a mucosas (MALT)

Las membranas mucosas que cubren los tractos respiratorio, digestivo, urogenital, conjuntiva del ojo, conducto auditivo y todos los conductos de las glándulas se encuentran "blindadas" por una serie de mecanismos físicos y químicos que degradan y repelen la mayor parte del material "extraño" que es capaz de ocupar estos tejidos. Por si esto fuese poco, un imponente y especializado ejército de células y moléculas producidas por el sistema inmune protege a estas superficies y al compartimento interno corporal, del ataque de innumerables microbios y sustancias dañinas. En casi todas las especies mamíferas, este sistema

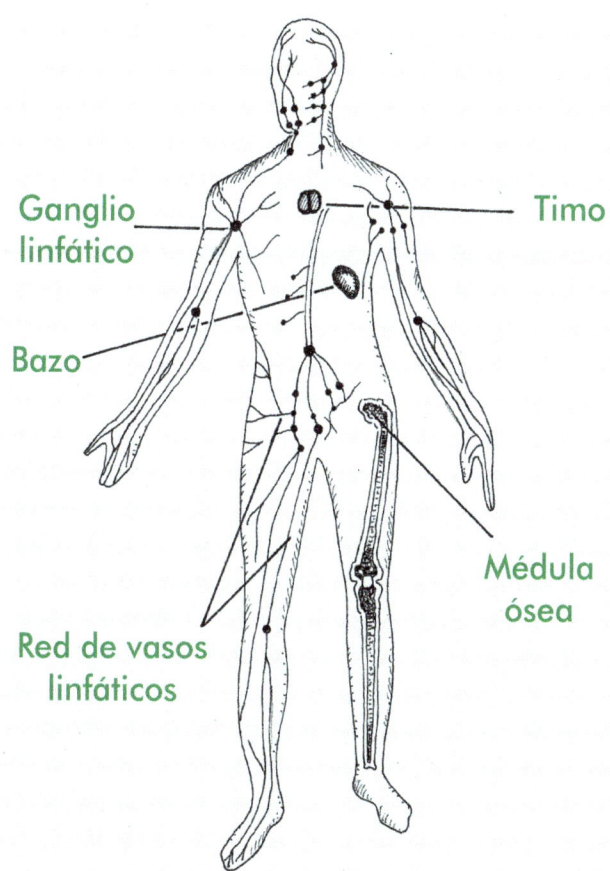

contiene más del 70% de las células que componen el sistema inmunológico del individuo, siendo el sistema digestivo el que cuenta con más células o "soldada", de acuerdo con el símil militar.

Debido a que el MALT está constantemente en contacto con innumerables sustancias extrañas (piense en la inmensa cantidad de moléculas de todo tipo que diariamente entran en su cuerpo a través de la alimentación o de la respiración), éste debe de ser capaz de economizar las respuestas defensivas con el fin de impedir una sobreactivación que pueda dañar los tejidos o bien agotar al sistema inmune.

La respuesta inmunitaria de las células inmunes intestinales frente a una sustancia o partícula extraña determina el desarrollo de tolerancia o de una respuesta dirigida a la eliminación del mismo, es decir, o le permite su "estancia" o lo repele de la forma más agresiva posible. Si bien la tolerancia es un estado de falta de reactividad específica, o sea de reacción, en realidad, la falta de tolerancia lleva a menudo al desarrollo de procesos inflamatorios que pueden conducir a una lesión excesiva de los tejidos, culminando con el desarrollo de una enfermedad importante. Por lo tanto, en estos lugares habría que adscribirse a la máxima de Gandhi: "resistencia pasiva y no violencia". Así, por ejemplo, en las conocidas enfermedad de Crohn y colitis ulcerosa, un grupo de enfermedades inflamatorias del intestino que muchas veces puede generar consecuencias graves, el sistema inmune de estos enfermos deja de tolerar a las bacterias beneficiosas intestinales (microbiota o "flora intestinal"), induciendo una respuesta "aberrante", innecesaria y brutal frente a ellas, dando lugar a la eliminación en masa de muchas de estas bacterias y produciendo como efecto colateral la destrucción de la mucosa digestiva.

CAPÍTULO 2

LOS GUARDIANES DEL SISTEMA INMUNITARIO. LA "SOLDADA": CÉLULAS DEL SISTEMA INMUNE

CAPÍTULO 2

LOS GUARDIANES DEL SISTEMA INMUNITARIO. LA "SOLDADA": CÉLULAS DEL SISTEMA INMUNE

Las células del sistema inmune, llamadas genéricamente leucocitos o glóbulos blancos, se pueden encontrar en muchos lugares como en el bazo, un órgano ubicado en el lado izquierdo del vientre cuya función principal es depurar la sangre y ayudar a combatir las infecciones, o en la médula ósea. También encontramos a estas células almacenadas en los llamados ganglios linfáticos o nódulos linfáticos (seguro que recuerdas alguna vez cuando se te inflamaron los ganglios del cuello a causa de una infección de garganta). Estos ganglios linfáticos actúan como filtros y eliminan los gérmenes que pueden dañarnos. Existen cientos de ganglios linfáticos repartidos por todo nuestro cuerpo: unos son más superficiales y otros más profundos, y todos se encuentran cerca de los órganos principales.

Dentro de los leucocitos existen, según su función, dos tipos distintos: los fagocitos que devoran a los gérmenes invasores y la "basura celular", y los linfocitos que permiten que el cuerpo recuerde a los invasores y los reconozca si regresan de nuevo.

Leucocitos

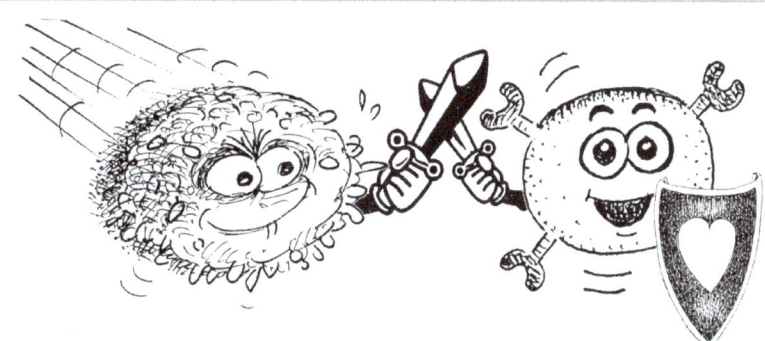

Glóbulos blancos o leucocitos: defensores de nuestra salud

Los fagocitos o "células comedoras" incluyen varios tipos de células diferentes:

1. **Neutrófilos:** Es el tipo más común. Ataca principalmente a las bacterias y a los hongos. Es la célula más "tonta" del sistema inmunológico porque come, come y come hasta que literalmente "revienta", convirtiéndose en un material amarillento y espeso que conocemos como "pus". Así que, cuando se sospecha de una infección por alguno de estos gérmenes, se suele pedir un análisis de sangre para saber si el número de neutrófilos del paciente ha aumentado o alterado su morfología, síntoma indicativo de la presencia de esta infección.

2. **Eosinófilos:** Son células que se encuentran cargadas en su interior de pequeños sacos repletos de diversas sustancias químicas. Su función primordial es la defensa frente a "parásitos gordos" ("gusanos" o, llamados de forma más técnica, helmintos). Tienen capacidad de comer, pero cuando no pueden hacerlo porque el enemigo es demasiado grande, liberan el contenido de sus bolsas y lo "escupen" encima del parásito intentando producirle el mayor daño posible.

3. **Macrófagos.** Se trata de un tipo muy especial de fagocito. Este, a diferencia de los otros, come y "chivata". Cuando encuentra algo que no le resulta "propio o familiar", por ejemplo una bacteria o un virus, lo devora. Pero además es capaz de estudiar en su interior cuál es el punto más débil del "bicho" para, a posteriori, avisar al resto de las células inmunológicas y poner en marcha una respuesta masiva frente al mismo. Es muy fácil de entender: figúrese que por la puerta de su casa entra una mole de 2 metros de alto por 1,5 metros de ancho, todo revestido de músculo (los llamados por mí todomúsculos.com), con la intención de acabar con usted. Si tuviese que defenderse, ¿dónde le propinaría una buena patada para que cayera al suelo en redondo? Efectivamente, la patada iría justo donde ¡¡¡no hay músculo!!! Ese es el talón de Aquiles del grandullón. Pues eso mismo hacen los macrófagos cuando se comen al bichito: lo destrozan, lo rompen en numerosos trozos y después estudian en su interior cuál es el punto más débil del patógeno (su talón de Aquiles). Una vez identificado, se lo mostrará a otras células inmunológicas como los linfocitos T, para que estos organicen la "gran contienda".

Entre los glóbulos blancos o leucocitos tenemos otras células defensivas extraordinariamente importantes e imprescindibles, que sin embargo no tienen la capacidad de "comer". Entre estas se encuentran:

4. **Linfocitos.** De forma grosera se les divide en distintos tipos:

   a) *Linfocitos T* (T de Timo, ¿recuerdan?). Son células que se originan en el timo, un órgano que se sitúa a nivel torácico, por detrás del esternón y por encima del corazón. Esta denominación de linfocito T es genérica, ya que dentro de estos existen varias clases distintas. Cualquier ejército, ¿no tiene unidades de operaciones especiales, los llamados "boinas verdes"?, pues el sistema inmunológico también los tiene, aunque técnicamente los llamamos linfocitos T8 o citotóxicos. Se trata de células que están especializadas en matar a otras células infectadas, y que en su interior alojan algún tipo de "bichito", como por ejemplo virus, muchos tipos de bacterias (micobacterias como la que produce la tuberculosis, salmonellas,….), algunos parásitos microscópicos (como la leishmania, que produce enfermedad en nuestros perros y en muchos humanos) y hongos microscópicos. Pero no sólo esto: estos "boinas verdes" celulares son capaces también de reconocer y matar a células tumorales, es decir, son células "anti-cáncer".

Aparte de estos linfocitos T citotóxicos o "boinas verdes", el Timo también produce otro tipo de células T, más finas, más "estrategas y organizadoras", llamadas linfocitos T4, helper o "ayudantes". Siguiendo con el símil del ejército, estás células vendrían a representar a los altos mandos y su función primordial sería diseñar las estrategias de guerra y organizar a la tropa para que el ataque o la defensa sean efectivas. Si estos altos mandos no están o no funcionan adecuadamente, tendremos dificultades para defendernos de forma efectiva. Un ejemplo lo tenemos en el virus HIV o VIH (en español, Virus de la Inmunodeficiencia Humana), que, atacando y destruyendo selectivamente a estos altos mandos, es capaz de aniquilar al sistema inmunológico dando lugar al SIDA (Síndrome de Inmunodeficiencia Adquirida). Su principal problema es que los otros bichitos que hay en el ambiente se aprovechan de esta situación infectando y haciendo enfermar a la persona, hasta llegar incluso a acabar con su vida. ¡¡¡Acabar con la policía hace que algunos saqueadores se aprovechen de la situación!!!

b) *Linfocitos B.* Este tipo de linfocito es producido por la médula ósea y su función fundamental es fabricar un tipo de armamento superefectivo frente a todo tipo de gérmenes: los anticuerpos o inmunoglobulinas (Igs). Dentro de estos anticuerpos existen distintos tipos (igual que existen pistolas, metralletas, lanzagranadas, etc.): la IgG, IgM, IgA, IgE e IgD en humanos. Cada uno de ellos tiene una función y un cometido específicos, y la falta de alguno de éstos o de todos puede ocasionar enfermedades graves. Por ejemplo, la IgA (o inmunoglobulina A) es un tipo de anticuerpo que está especialmente diseñado para defender a la mucosa respiratoria, a la digestiva y a la genito-urinaria, frente a la infección. Si esta IgA no se fabrica o se produce de forma insuficiente (déficit de IgA), esto puede predisponer a una mayor susceptibilidad de padecer, no sólo más infecciones a nivel de estas mucosas (bronquitis, neumonías, gastroenteritis, cistitis, etc.) sino también a padecer problemas de intolerancia o alergia a alimentos (enfermedad celiaca, alergias alimentarias, etc.), o a aeroalérgenos como el polen o el polvo doméstico, predisponiendo igualmente a padecer enfermedades como dermatitis atópica, asma,...

Otro tipo de inmunoglobulina o anticuerpo producido por los linfocitos B es la IgE, que interviene predominantemente en la respuesta frente a parásitos "gordos" ("gusanos" o helmintos), siendo también responsable de las reacciones alérgicas que tan frecuentemente aquejan a la población en general. Enfermedades alérgicas que, como veremos en el capítulo correspondiente, se están convirtiendo en una verdadera "pandemia".

5. **Basófilos y mastocitos.** Los basófilos se encuentran en la circulación sanguínea en escaso número. Intervienen en la inflamación aguda y son muy importantes como aviso de alarma al sistema inmune. Los mastocitos se encuentran en distintos tejidos corporales (piel, mucosas y tejido conjuntivo). Además, participan y son responsables de las reacciones alérgicas, ya que son grandes liberadores de histamina y otros compuestos que dan lugar a los conocidos signos y síntomas de la alergia (de ahí el que lo enfermos alérgicos tengan que tomar anti-histamínicos). Actúan igualmente junto con los eosinófilos, para potenciar en éstos la destrucción de parásitos.

6. **Células NK (células "Natural Killers" o "Asesinos Naturales").** Las células asesinas o agresoras naturales derivan de la médula ósea y su función es similar a la de las células citotóxicas (linfocitos T8 o "boinas verdes"): la de destruir células infectadas por virus y otros agentes infecciosos, así como células tumorales.

7. **Plaquetas.** Estas células, además de participar en los procesos de coagulación sanguínea, también intervienen en la respuesta inmunitaria, especialmente en algunos procesos inflamatorios. Hace sólo muy poco tiempo se descubrió que las plaquetas son capaces de matar directamente a glóbulos rojos infectados por el parásito de la malaria y de destruir igualmente a bacterias. Por lo tanto, su visión clásica como simples celulitas que intervienen en la coagulación, y responsable de cosas muy desagradables como ictus e infartos, ha ganado en amplitud y beneficios.

2.1 Otros "armamentos": moléculas del sistema inmune

Aparte de las inmunoglobulinas o anticuerpos, otro grupo importante de moléculas que emplea el sistema inmune son las llamadas citoquinas. Como se ha descrito anteriormente, la respuesta inmune es muy compleja y depende de innumerables interacciones entre una gran variedad de células. Estas deben actuar de manera coordinada para defender de forma eficaz a nuestro organismo. Esta interacción se realiza por contacto directo entre células o mediante una especie de hormonas (citoquinas) muy especiales producidas por las células inmunológicas, y que sirven para comunicarse entre ellas (una especie de "mails" químicos).

2.2 El sistema inmunológico y sus enfermedades

En afortunadamente escasas ocasiones se puede nacer con alteraciones genéticas que conllevan la incapacidad total para producir cualquier tipo de anticuerpo o de célula inmunológica. Estas enfermedades son las llamadas inmunodeficiencias primarias o congénitas. Un ejemplo de esto lo tenemos en la ya citada deficiencia de IgA u otras más graves como la agammaglobulinemia de Bruton (menuda palabrota), una enfermedad en la que el niño nace sin capacidad para producir ningún tipo de anticuerpos de forma normal. Esto conlleva serias consecuencias para la salud, pudiendo manifestar infecciones repetitivas y graves que requerirán de un cuidadoso tratamiento a lo largo de toda su vida, e incluso un trasplante de médula ósea.

Con mucha más frecuencia las personas presentan otro tipo de problemas con su sistema inmunológico. Las alergias son un problema de este tipo, donde el sistema inmunológico reacciona de manera exagerada y considera a algo aparen-

Anticuerpos

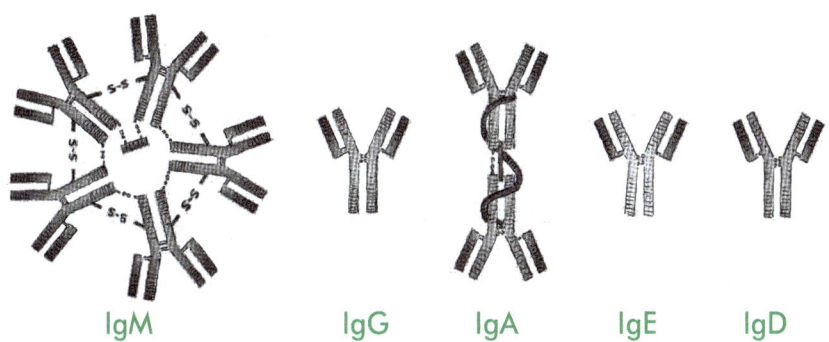

IgM   IgG   IgA   IgE   IgD

temente inocuo, como unos inocentes cacahuetes, el polen de una planta o una mota de polvo doméstico, como si se tratara de algo verdaderamente peligroso para el cuerpo.

En el caso de algunas enfermedades como el lupus (técnicamente Lupus Eritematoso Sistémico o LES), la artritis reumatoide, o la esclerosis múltiple, en lugar de combatir los gérmenes, el sistema inmune ataca a las propias células del individuo, y esto puede causar problemas llamados de autoinmunidad.

El cáncer se produce cuando hay un crecimiento descontrolado de células en el propio organismo. La aparición de un cáncer puede interpretarse como la consecuencia de un fallo en los mecanismos de vigilancia del sistema inmunológico. El cáncer también puede afectar a las propias células del sistema inmunitario. Tanto el linfoma (que afecta a los tejidos linfáticos y es uno de los tipos de cáncer infantil más frecuentes) como la leucemia (que implica el crecimiento excesivo y anormal de leucocitos) representan este tipo de cáncer que afecta a las células inmunológicas.

A lo largo de este libro trataremos sobre estas enfermedades que afectan a las "defensas". La mayoría de las afecciones del sistema inmunológico es posible tratarlas para lograr que la persona se sienta bien y con una mejor calidad de vida. Si tiene un problema con su sistema inmunológico, sepa que existen a su disposición una caterva de profesionales especializados en estos temas. Los inmunólogos clínicos son especialistas en el diagnóstico y tratamiento de los problemas del sistema inmunológico, como es obvio. Estos especialistas pueden venir del campo de especialización de la propia inmunología, o bien de otros como la pediatría, reumatología, hematología o la medicina interna.

Podemos ayudar a nuestro sistema inmunológico manteniendo una higiene adecuada, pero no demasiada (higiene patológica), ya que estar en contacto con la "porquería" es importante para tener un sistema inmune saludable (hipótesis de la higiene, que veremos en próximos capítulos…No sea impaciente), comiendo alimentos saludables, haciendo ejercicio moderadamente (las "palizas" deportivas inciden negativamente en el funcionamiento de nuestro sistema inmunológico) y evitando en todo lo posible el estrés y las alteraciones emocionales ligadas a éste, como la depresión (dime cómo piensas y te diré cómo te defiendes). Así que, si hoy se siente bien, ¡dele las gracias a su sistema inmunológico!

CAPÍTULO 3

BARRERAS NATURALES FRENTE A LA INFECCIÓN

CAPÍTULO 3

BARRERAS NATURALES FRENTE A LA INFECCIÓN

Al igual que el resto de especies animales, el ser humano proporciona un entorno altamente favorable para el crecimiento de muchos agentes infecciosos, ya que nuestros cuerpos constituyen un impresionante "buffet" rico en nutrientes orgánicos y factores de crecimiento necesarios para los microorganismos. Además, las condiciones de pH y la temperatura de nuestros órganos y tejidos pueden facilitar este crecimiento.

La aparición de una enfermedad infecciosa se debe a la alteración del equilibrio entre las barreras defensivas y las armas que poseen los microorganismos que causan enfermedades.

Cuando nacemos, nuestra piel y nuestro sistema digestivo son fácilmente colonizados por numerosas especies de bacterias que van a formar parte de la mal llamada "flora saprófita" (el término correcto es *microbiota*). Esto nos va a reportar una serie de beneficios, entre ellos el de ponerle las cosas difíciles a las bacterias patógenas, o sea, a las bacterias "malas" que pueden generarnos enfermedad. Tanto la piel como las mucosas en general (respiratoria, digestiva y genitourinaria) constituyen verdaderas barreras de protección frente a estas infecciones.

Además de constituir una barrera física, la piel y las mucosas también son capaces de producir una serie de sustancias químicas cuya función es fundamental para lograr un estado de salud óptimo. Entre estas sustancias cabe resaltar unas que se caracterizan por tener un efecto antimicrobiano, actuando como verdaderos antibióticos naturales. Son muchos los nombres raros que reciben (defensinas, catelicidinas, inhibidor de la leucoproteasa,…), y su ausencia puede generar el desarrollo de infecciones frecuentes. Por ejemplo, se ha comprobado que los enfermos de dermatitis atópica, una patología de la piel de base alérgica, son más propensos a padecer infecciones cutáneas debido, entre otras cosas, a que producen menos sustancias antimicrobianas que las personas sanas. Igualmente en la psoriasis, se ha visto que las heridas que se producen en el transcurso de la enfermedad (grietas que se abren y que incluso pueden llegar a sangrar) se infectan mucho menos porque estos enfermos producen un exceso de estas sustancias, estando así mucho más protegdos frente a la infección. Pero veamos con algo más de detalle cómo funcionan estas barreras de la piel y de las mucosas.

Barrera primaria del sistema inmonológico

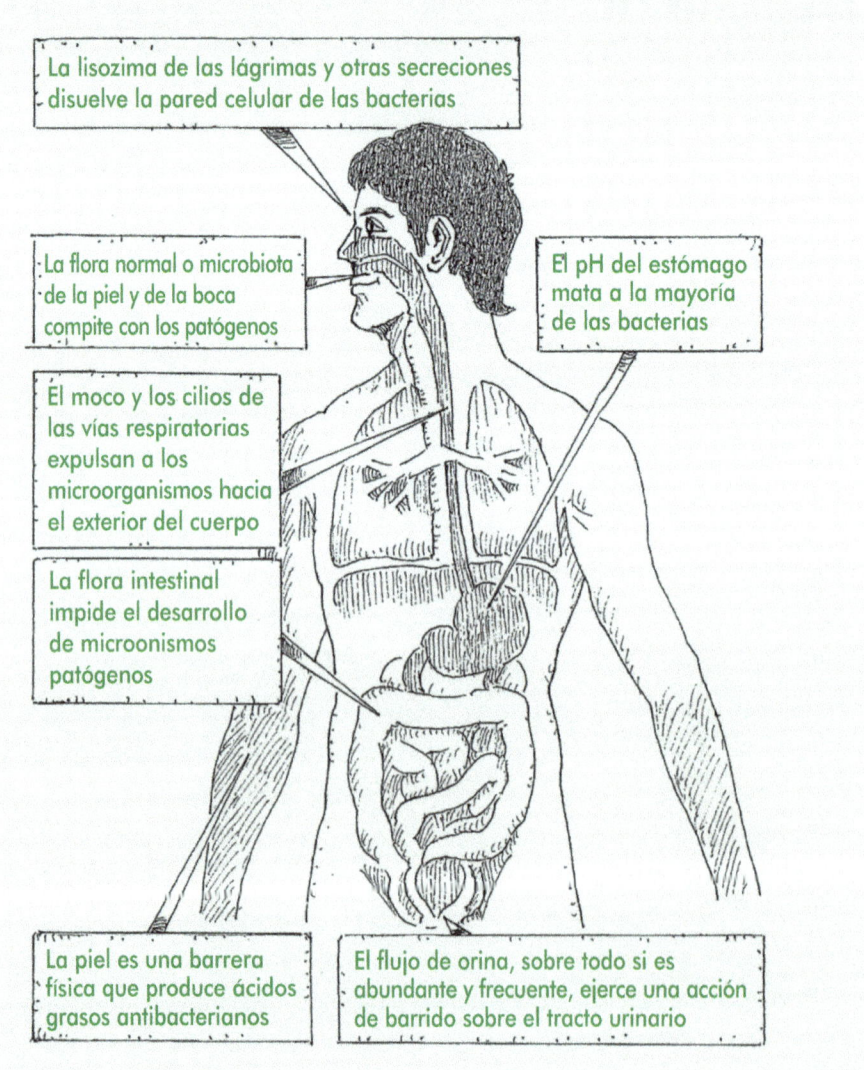

3.1 La piel

La piel constituye la primera línea defensiva frente a la infección microbiana. Cualquier alteración en su continuidad facilita la progresión del microbio hacia el interior del organismo. La superficie de la piel de un ser humano adulto alcanza aproximadamente 2 m². Se observan importantes variaciones de un individuo a otro en cuanto a la composición química y el grado de humedad de la piel, pero existen unas características comunes que le proporcionan el poder de muralla protectora frente a agentes externos. Entre éstas se encuentran: la fortaleza, la flexibilidad, la impermeabilidad y el poder de auto-regeneración. Esto dota a la piel de un alto grado de impenetrabilidad, ya que cuando está sana no es atravesada por los microorganismos comensales (saprofíticos o "buenos") ni por los patógenos (productores de enfermedad o "malos"), a excepción de algunas larvas de ciertos parásitos y algunos virus, como los papilomavirus, que pueden ocasionar desde simples verrugas a ciertos tipos de cáncer.

Pero la piel no es sólo una barrera física, sino que en ella se localizan una serie de glándulas productoras de sudor y grasa (sudoríparas y sebáceas), que producen toda una serie de "armas químicas" que contribuyen decisivamente a su defensa. Estas glándulas secretan ácido láctico y ácidos grasos, produciendo el llamado manto ácido de la piel, con un pH entre 5 y 6, dificultando así el crecimiento bacteriano. Sin la acidez del pH, la piel sería muy propensa a la aparición de infecciones.

Por si fuera poco, a la función de barrera física y química se le suma una barrera biológica formada por la microbiota o "flora saprofítica" cutánea, compuesta por numerosas especies de bacterias y hongos (principalmente levaduras). Su misión consiste en actuar como defensa frente a microbios dañinos, compitiendo con éstos por los nutrientes esenciales o produciendo sustancias que matan a aquellas.

Ni que decir tiene que lavarse "compulsivamente" puede traer como consecuencia la desaparición de estos mecanismos de protección y el incremento de infecciones cutáneas.

3.2 Aparato respiratorio

En cada respiración, las vías respiratorias superiores e inferiores se exponen a multitud de partículas y microorganismos. Dado que estos agentes se depositan en la superficie de las vías aéreas, un complejo sistema de defensa entra en funcionamiento para mantener la esterilidad de los pulmones.

Entre las barreras físicas que impone el aparato respiratorio se cuentan ciertas estructuras como los cornetes nasales, que constituyen un mecanismo de defensa frente a partículas de polvo mayores de 10 μm (1 micrómetro o 1 μm es igual a 0,001 metros). Estas suelen ser vehículo de microorganismos. Las turbulencias en el aire inspirado que llega a los cornetes nasales atrapan estas partículas de polvo gracias al moco presente en esta zona.

Barrera mucosas

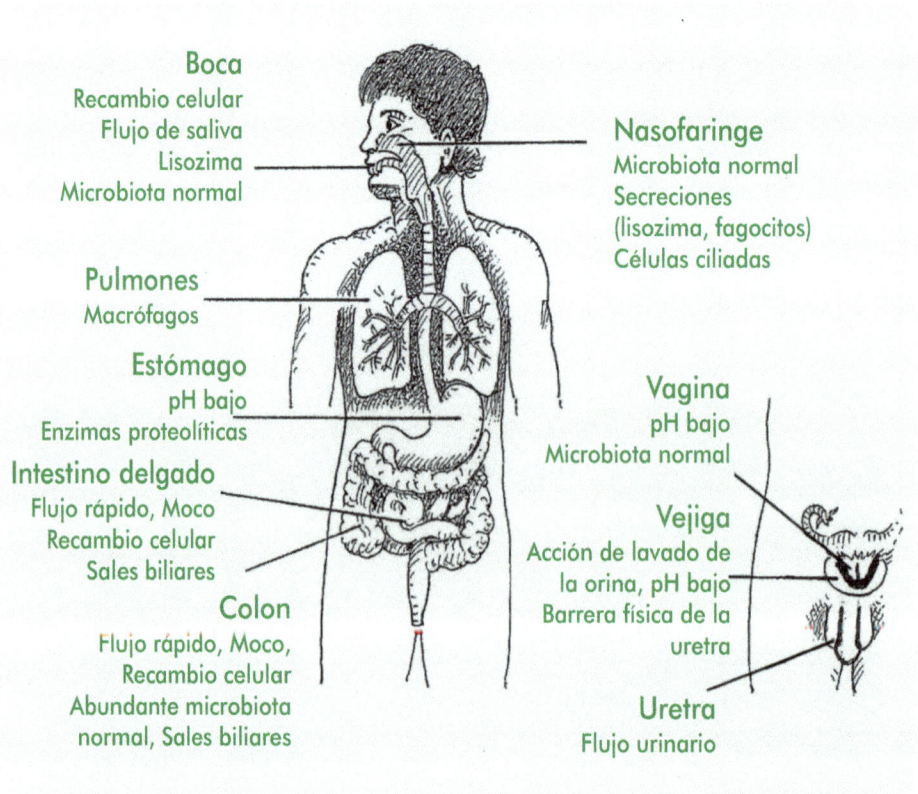

La morfología de la epiglotis (una especie de "tapadera" que impide que cuando estemos tragando cualquier alimento o líquido éste pueda entrar a la tráquea en vez de al esófago) también representa una barrera que impide el paso de las secreciones a las vías respiratorias.

De igual modo, las paredes de todo el tracto respiratorio están revestidas con numerosas células que muestran en su extremo unos "pelillos", llamados técnicamente cilios, que baten en sentido ascendente a una velocidad de 1 a 3 centímetros por hora, empujando a las bacterias y a otras partículas hacia arriba, donde finalmente son expelidas con la saliva y las secreciones nasales. Además, el moco actúa de barrera protectora bloqueando la adherencia de los microbios a las células y atrapando las partículas microbianas. Toda esta basura es expulsada normalmente a través de mecanismos fisiológicos como la tos, que contribuye a la expulsión del 90% de las partículas que penetran en el aparato respiratorio.

Al igual que en la piel, el aparato respiratorio produce una serie de sustancias antimicrobianas entre las que se encuentran la lisozima, proteína presente además de en la saliva, en las lágrimas y las secreciones nasales. Su función es la de "romper" la pared externa de las bacterias. Otra proteína importante es la lactoferrina, que podemos encontrar no sólo en las secreciones mucosas de las vías respiratorias, sino también en las lágrimas, la saliva, los fluidos gastrointestinales, la bilis, la mucosidad cervico-uterina, el calostro, la leche materna y el semen. Se trata de una proteína que literalmente "secuestra" el hierro libre que se encuentra en los distintos tejidos de nuestro cuerpo, haciendo que los microbios no tengan acceso a éste para poder alimentarse. El hierro es un factor fundamental para muchas bacterias productoras de enfermedades, por lo que su falta puede limitar bastante su capacidad.

3.3 Aparato digestivo

Al igual que en el aparato respiratorio, nos encontramos con una serie de barreras defensivas en el aparato digestivo que controlan el paso de microorganismos a través de la boca, que representa una puerta de entrada muy accesible a los agentes patógenos. El arrastre de los microorganismos por el flujo de la saliva es uno de los factores protectores más importantes. Las glándulas salivales están en comunicación directa con la boca a través de sus conductos secretores. La saliva contiene nutrientes microbianos, pero no es un buen medio

La piel

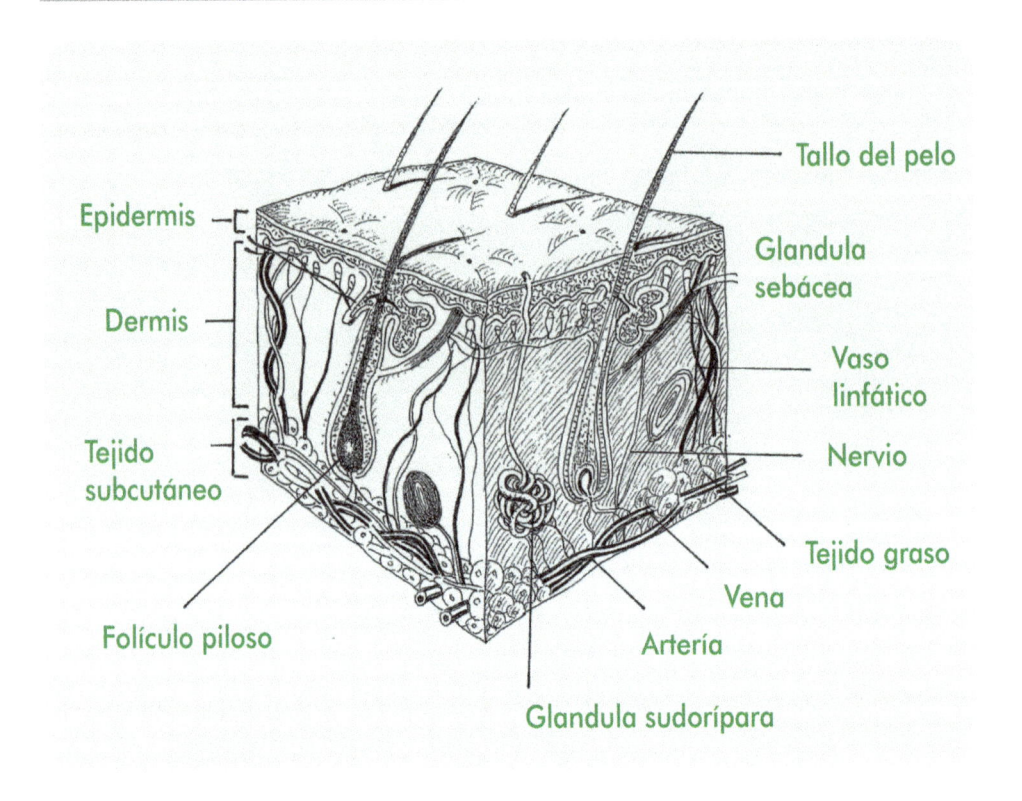

Diagrama de la piel:
- Tallo del pelo
- Epidermis
- Glándula sebácea
- Dermis
- Vaso linfático
- Nervio
- Tejido subcutáneo
- Tejido graso
- Vena
- Folículo piloso
- Arteria
- Glándula sudorípara

de cultivo, puesto que dichos nutrientes se hallan en concentraciones bajas y, además, nos encontramos con sustancias bactericidas como la lisozima, cuyo mecanismo de acción se ha descrito anteriormente.

Las partículas alimenticias y los restos de células acumuladas cerca de superficies como los dientes y las encías proporcionan altas concentraciones de nutrientes, creando condiciones favorables para el crecimiento microbiano y dando lugar a las conocidas caries, sarro, periodontitis, etc.

Una vez llega todo lo ingerido a nuestro estómago, la extrema acidez de los fluidos estomacales (aproximadamente pH 2), constituye una barrera química contra la entrada de microorganismos en el aparato digestivo. Sin embargo, existen microorganismos que son capaces de vivir en este entorno aparentemente hostil, entre ellos la bacteria *Helicobacter pylori*, conocida por su relación con el desarrollo de gastritis, úlceras duodenales e incluso cáncer en individuos predispuestos.

Las sales biliares, procedentes de la vesícula biliar, poseen actividad antimicrobiana y son responsables de la escasa presencia de microorganismos en las primeras zonas del intestino delgado, constituyendo una barrera frente a la penetración de los agentes patógenos en la propia vesícula biliar, el hígado y el páncreas.

Unas células especializadas del intestino llamadas células de Paneth, producen ingentes cantidades de *defensinas* y otras sustancias antimicrobianas y antibióticas.

Ni que decir tiene que cualquier alteración que ocurra en alguno de estos mecanismos puede llevar a una mayor susceptibilidad a las infecciones. Por ejemplo, se ha detectado una mayor frecuencia de infecciones por Salmonella sp y Mycobacterium tuberculosis (el agente responsable de la tuberculosis) en enfermos con aclorhidria (incapacidad para producir suficiente ácido clorhídrico en el estómago). Así que…¡¡¡cuidado con abusar de los antiácidos!!!

La barrera biológica más importante de nuestro cuerpo se halla, sin temor a equivocarnos, a nivel digestivo. La microbiota intestinal desempeña un papel fundamental en la protección frente a la infección, especulándose su posible papel en el desarrollo de otras enfermedades como determinados tipos de cáncer, algunas alergias e incluso desórdenes del comportamiento como el autismo.

3.4 Aparato urinario

Los factores que contribuyen a la capacidad de las vías urinarias para resistir la infección son complejos. El efecto de arrastre que produce la orina durante la micción (el acto de hacer "pis") elimina numerosos microorganismos patógenos del tracto urinario. La obstrucción de los uréteres por presencia de "piedras" (litiasis) u otras causas favorece la infección al impedir el flujo urinario normal. La longitud de la uretra masculina (16 centímetros de media en un hombre adulto) representa otro mecanismo de defensa. La uretra femenina es mucho más corta (3,5 centímetros), siendo ésta una razón importante por la que las infecciones del tracto urinario son 14 veces más frecuentes en la mujer que en el hombre.

La ascensión a los uréteres de los microorganismos que alcanzan la vejiga está bloqueada por un esfínter, llamado técnicamente esfínter vesicoureteral (que manía con los nombres raritos), una especie de compuerta que impide a los microbios acceder a las partes más altas del aparato urinario. Además, el estado hipotónico (es decir, falto de sales minerales) de la médula renal (la zona central del riñón), constituye un ambiente desfavorable para la mayoría de los microbios, si es que estos logran llegar hasta allí. Esta barrera natural se puede ver alterada por el aumento de los niveles de glucosa en sangre (tambien llamado hiperglucemia), lo que explica el aumento de la incidencia de pielonefritis (infecciones del riñón) en pacientes diabéticos.

La orina, que normalmente es estéril, es bactericida para algunas bacterias, principalmente debido a su pH. Intervienen, además, otros factores como la hipertonía (riqueza en sales), la urea y otros compuestos. Bacterias patógenas potenciales como *Escherichia coli* y *Proteus mirabilis*, normalmente presentes en pequeñas cantidades en el cuerpo y en el medio ambiente, pueden ver beneficiado su crecimiento por modificaciones del pH, acelerando su multiplicación en la uretra y predisponiendo al desarrollo de infecciones urinarias.

Una proteína, llamada de *Tamm-Horsfall* en honor a sus descubridores, es producida normalmente por los riñones y eliminada por la orina en grandes cantidades (aproximadamente 50 mg/litro). Esta proteína es capaz de unirse a algunas bacterias limitando su movimiento y actuando así como mecanismo de barrera frente a la colonización y la infección.

3.5 Aparato genital

La mujer tiene en su vagina un mecanismo único de protección. Gracias a la influencia hormonal, especialmente la de los estrógenos (hormonas femeninas), el epitelio vaginal contiene una mayor cantidad de glucógeno (una especie de glucosa "apelmazada"). El pH vaginal se consigue gracias a la acción de los bacilos de *Döderlein*, término utilizado para describir a las bacterias, especialmente a los lactobacilos, ubicados en la vagina. Las secreciones vaginales normales contienen hasta 10^8 (cien millones) de bacterias por mililitro. Estas bacterias actúan sobre el glucógeno, obteniéndose así moléculas de ácido láctico que acidifican la vagina. Gracias a la existencia de esta acidez vaginal, se puede conseguir un entorno hostil que impide el crecimiento de microbios patógenos. Sin embargo, este pH vaginal puede alterarse, acidificarse o alcalinizarse según actúen diferentes circunstancias, predisponiendo al desarrollo de infecciones. Entre las principales causas de alteración del pH vaginal tenemos:

- Las relaciones sexuales
- La aparición de la menstruación
- El momento ovulatorio
- La interacción de productos anticonceptivos
- El empleo de tampones
- Ciertas alteraciones de la salud general (diabetes, infecciones por HIV, etc.)

En el hombre, el paso de microorganismos desde la uretra a la próstata y los testículos se evita por sustancias bactericidas presentes en las secreciones prostáticas, como la espermina y otras proteínas que contienen zinc (llamadas en inglés ZnBPs).

CAPÍTULO 4

LA RESPUESTA INMUNOLÓGICA: RESPONDER O MORIR

CAPÍTULO 4

LA RESPUESTA INMUNOLÓGICA: RESPONDER O MORIR

En este preciso momento usted se encuentra muy relajado y pensando en lo que está disfrutando de este maravilloso libro. Pero, ¡un momento!....Al pasar una de las páginas, se da cuenta de que en uno de sus dedos ¡¡¡hay un pequeño "pellejito"!!!, o padrastro antiestético que, sin duda, ha de ser eliminado. Así que, de forma inmediata, usted deja el objeto de su disfrute (o sea el libro) y se dispone a "extirpar" dicha excrecencia mediante un método infalible: tirar vigorosamente del pellejito con sus dientes. Con el tirón se produce un leve y soportable dolor, y en la piel se abre una pequeña brecha. Si el tirón y la brecha han sido suficientemente importantes, al cabo de unos minutos notará cómo la pequeña herida se hincha, se pone roja y duele.

Herida

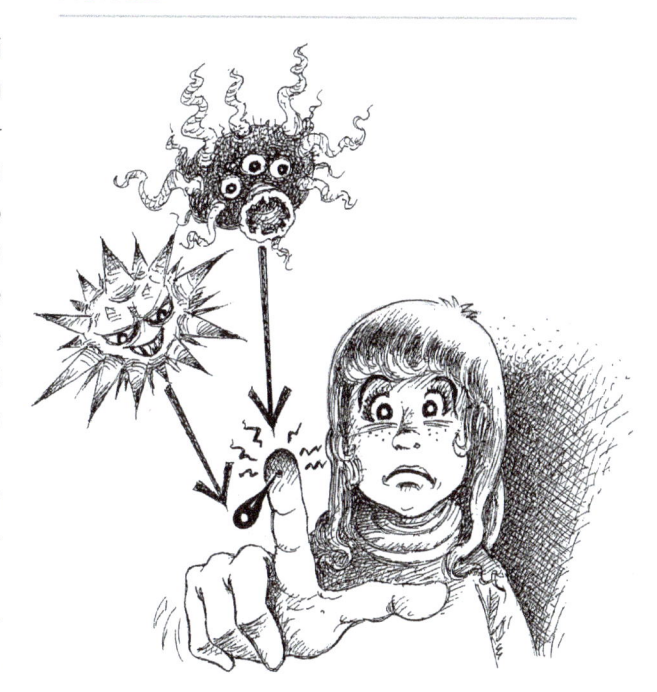

Esta escena no es, ni más ni menos, que el reflejo de una primera fase rápida de respuesta inmunológica frente a la infección. Y es que, cuando hay una alteración de alguna barrera física, como en este caso la piel, su rotura puede facilitar el paso de microbios a zonas más profundas. Cuando esto ocurre, en pocos minutos, llegan a la zona invadida por estos bichitos un montón de células comedoras (fagocitos), cuya función primordial es hincharse a comer y quitar de en medio la infección sin dejar ni un bichito vivo. Esta respuesta inmediata protagonizada por las "fuerzas de intervención rápida", o sea, los fagocitos (macrófagos y neutrófilos), forma parte de la inmunidad llamada innata o inespecífica, y es capaz de acabar con numerosas infecciones en muy poco tiempo, sin necesidad de pasar a otros mecanismos de defensa más sutiles y específicos. Gracias a esta inmunidad innata, la pequeña herida infligida a su piel se habrá curado en horas y, al día siguiente, estará dispuesta para el siguiente tirón.

Sin embargo, si en la piel herida entran un montón de bichitos, y si dentro de éstos hay alguno en particular que sea un poco más agresivo (virulento), entonces la cosa se puede poner difícil. Cuando la infección no puede ser atajada en poco tiempo por los fagocitos (inmunidad innata), se puede necesitar la ayuda de otras células del sistema inmunológico, más específicas, y del armamento fabricado por ellas. Así que, cuando la infección persiste y no puede ser eliminada por estas células comedoras, ocurre un fenómeno de lo más interesante. Estoy seguro de que en más de una ocasión han visto en el cine o en televisión alguna película bélica. En muchas de ellas hay una escena que se repite una y otra vez: cuando en plena batalla uno de las dos facciones enfrentadas va perdiendo, algunos de los combatientes es enviado a buscar ayuda a una zona cercana donde moran tropas amigas. Si este soldado logra llegar y avisar, entonces el refuerzo llega para desequilibrar la balanza a favor de los ya casi derrotados.

Pues bien, algo muy similar ocurre con la respuesta inmunológica. Cuando las "fuerzas de intervención rápida" no logran vencer al enemigo que ha invadido sus tejidos, la posible derrota (que puede tener consecuencias fatales para el organismo) hace que alguno de los macrófagos (fagocito) con sus "barrigas" repletas de bichitos comidos, se escape del lugar de infección y vaya a buscar ayuda. Así que, cuando esto ocurre, el macrófago coge una vía o autovía llamada vaso linfático. Este es un conducto que lleva directamente a un ganglio linfático o linfonodo. Cuando el macrófago llega a este "acuartelamiento de tropas" que constituye el ganglio linfático, da la señal de alarma: "Señores, en la piel del dedo índice de la mano izquierda se ha producido una lesión por donde han entrado unos bichitos. Llevamos unas horas luchando contra ellos pero persisten y son muy agresivos. NECESITAMOS AYUDA". En ese momento, y ante esta petición, en el ganglio linfático se organiza una estrategia defensiva más específica. Así que se ponen en marcha un montón de células como los linfocitos T (¿se acuerda?, aquellos que se graduaron en el Timo), que organizan toda la guerra. Estos linfocitos T darán orden a los linfocitos B para que produzcan armamento específico (anticuerpos) frente al bichito o los bichitos que están produciendo la infección. Además, se estimulará a más fagocitos para una ayuda extra. Igualmente, se activará a los fibroblastos, unas células responsables de la cicatrización de heridas, con objeto de reparar el tejido que está siendo lesionado.

Para que todo esto se produzca de modo eficaz, hace falta que las células inmunológicas se comuniquen entre sí de la mejor forma posible. Esta comunicación no se establece a nivel verbal (si no, sería muy sencillo saber qué le pasa al enfermo con sólo poner el fonendoscopio a nivel de un ganglio linfático y limitándose a escuchar la conversación mantenida por las células). Dicha comunicación se realiza a través de "mails químicos" llamados citoquinas, una serie de moléculas que se emplean para emitir señales y activar a las distintas células para que ejerzan distintas funciones (fabricar anticuerpos, aumentar la eficiencia de los fagocitos, estimular la cicatrización,…). Pero eso solo no basta. Si la infección es suficientemente importante y se producen cantidades apreciables de estas citoquinas o "mails químicos", entonces éstas pueden pasar al torrente circulatorio y dar lugar a signos y síntomas archiconocidos. Cuando estas citoquinas invaden la sangre, al llegar al cerebro dan tres órdenes inmediatas: "Por favor, querido cerebro, necesito que a este señor/señora lo dejes bien tiradito en cama o en el sofá, sin moverse. No quiero que gaste energía en cosas tontas, así que te ruego le hagas caer en un estado de fiebre, anorexia y decaimiento". Cuando el cerebro decide aumentar la temperatura corporal para producirnos fiebre, lo hace con todo el sentido del mundo, ya que los bichitos que normalmente nos infectan y hacen enfermar tienen unos rangos de temperatura

Fagocito

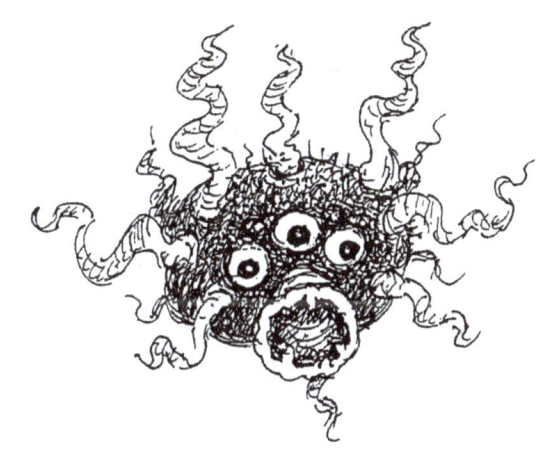

» « Cuando las "fuerzas de intervención rápida" no logran vencer al enemigo que ha invadido sus tejidos, el ganglio linfático da la señal de alarma

óptima de crecimiento muy estrechos (alrededor de los 36°C). Así que, si elevo la temperatura, estoy consiguiendo "estresar" al bichito sacándolo de su zona de confort. Además, cuando la temperatura corporal aumenta, el metabolismo en general se acelera y también el de las células inmunológicas, haciendo que estas se muevan con más velocidad detrás de sus enemigos, coman más, fabriquen más anticuerpos en menos tiempo y se dividan más rápidamente.

La falta de apetito parcial (hiporexia) o total (anorexia), que activa el cerebro por orden del sistema inmunológico, tiene también todo el sentido. Por un lado, si hay algo que consume especialmente energía es la digestión: romper y digerir una proteína cuesta mucha "pasta energética". Así que, cuando hay una guerra, como la que en este momento está librando el sistema inmune del individuo, la intención es derivar toda la energía disponible para luchar contra la infección, intentando no gastarla de forma inútil. Además, hay otra cosa importante: la anorexia es un intento de impedir la entrada de alimentos y no sólo por la pérdida de energía que conlleva la digestión de éstos. Sabemos que hay determinados nutrientes con los que muchos bichitos se "hipervitaminizan" e "hipermineralizan" (como aquel personaje de los dibujos animados llamado super-ratón). Entre estos nutrientes, a las bacterias les gusta especialmente el hierro. Cuando hay hierro en el medio, estas bacterias pueden volverse más agresivas y crecer más rápidamente. Así que, una de las formas de no poner a su disposición nutrientes que le puedan ser beneficiosos es la anorexia.

El decaimiento que sufrimos cuando nos ponemos malos se presta al mismo razonamiento energético. La energía empleada en el movimiento por parte de los músculos es brutal. Así que, una forma de evitar esa pérdida de energía y de que ésta sea aprovechada por el sistema inmunitario, es dar la orden de no moverse, de estar tranquilo en el sofá o en cama. Y esto lo hace el sistema inmune induciendo un estado de cansancio y sopor extremos. Si todavía no estamos convencidos de no movernos, entonces también se estimulará una señal que produce el conocido dolor muscular y de las articulaciones como forma de convencerte de que estés en reposo. ¿Nos suena que cuando nos ponemos más bien malitos experimentamos sufridamente todos estos síntomas?

CAPÍTULO 5

INMUNIDAD E INFECCIÓN: LUCHAR CONTRA EL ENEMIGO

CAPÍTULO 5

INMUNIDAD E INFECCIÓN: LUCHAR CONTRA EL ENEMIGO

A lo largo de la evolución, los seres vivos han ido formando toda una serie de mecanismos y estrategias para intentar rechazar u oponerse a la invasión de virus, bacterias, hongos y parásitos. Vivimos y crecemos en un mundo microbiano, y la defensa frente a estos "invasores" se ha considerado tradicionalmente como la función principal del sistema inmune. Los agentes infecciosos también han desarrollado a lo largo de la evolución diversas estrategias para poder invadir y asentarse en nuestros cuerpos, así como para asegurar su transmisión a otros individuos de la misma o distinta especie. Muchas bacterias patógenas producen enfermedad fabricando millones de toxinas en el organismo donde se asientan (por ejemplo el tétanos); otras tienen la capacidad de invadir y penetrar profundamente en los tejidos, además de producir toxinas (como el *Staphylococcus aureus*, responsable de numerosas infecciones de piel, sangre, pulmones, etc.).

En muchas ocasiones, algunas de estas toxinas van dirigidas especialmente a la "matanza" indiscriminada de los glóbulos blancos o leucocitos, con el fin de evitar la acción de estas células fagocíticas (comedoras) sobre ellos. Del mismo modo, muchos virus son capaces de "modular y manipular" nuestras defensas a través de - mal que nos pese - intrincados y maravillosos mecanismos. No es infrecuente que estos virus tengan como objetivo infectar a las células que comandan y dirigen la respuesta inmunológica, encontrándose entre las "víctimas" fagocitos y linfocitos de todo tipo y condición. Recordemos que la principal acción ejercida por el virus VIH del SIDA sobre el organismo de la persona infectada es la de aniquilar principalmente a un tipo de linfocito particular; el linfocito T4 o *helper* - ¿recuerdan? - el coronel de los ejércitos. Acabando con esta célula, el sistema inmunológico se ve incapaz de organizar buenas respuestas defensivas frente a los distintos microbios que pueblan nuestro ambiente externo e interno, promoviendo así el desarrollo de graves infecciones, lo que define y caracteriza al Síndrome de Inmunodeficiencia Adquirida (SIDA).

Señales de Inmunodeficiencia Primaria

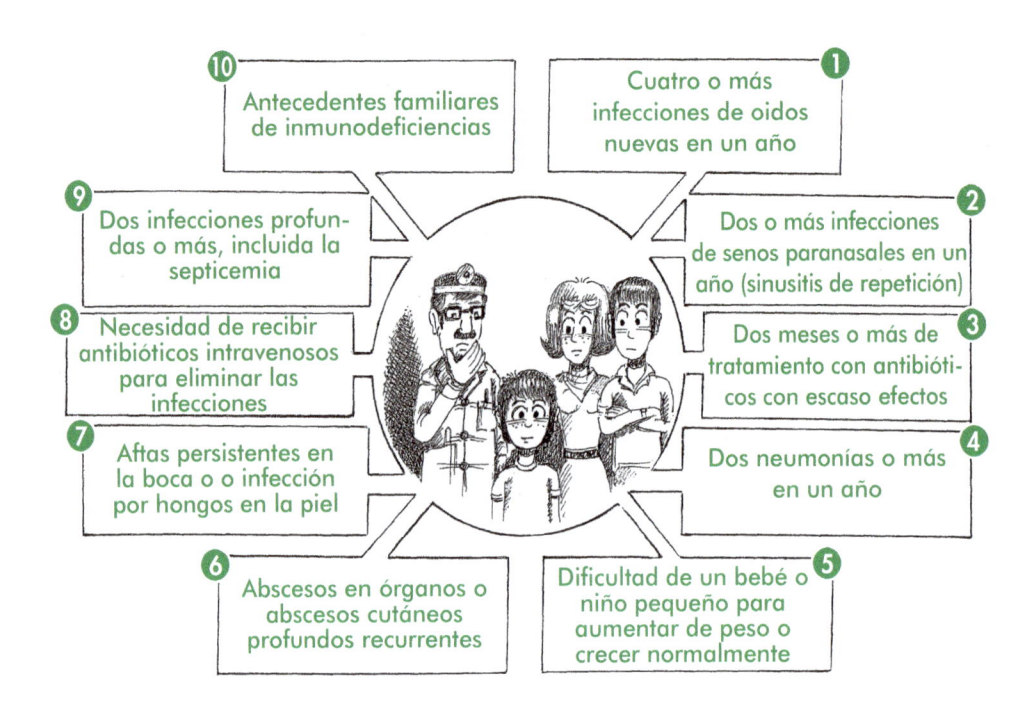

1 Cuatro o más infecciones de oidos nuevas en un año

2 Dos o más infecciones de senos paranasales en un año (sinusitis de repetición)

3 Dos meses o más de tratamiento con antibióticos con escaso efectos

4 Dos neumonías o más en un año

5 Dificultad de un bebé o niño pequeño para aumentar de peso o crecer normalmente

6 Abscesos en órganos o abscesos cutáneos profundos recurrentes

7 Aftas persistentes en la boca o o infección por hongos en la piel

8 Necesidad de recibir antibióticos intravenosos para eliminar las infecciones

9 Dos infecciones profundas o más, incluida la septicemia

10 Antecedentes familiares de inmunodeficiencias

Otros mecanismos de persistencia y evasión de nuestras defensas los desarrollan muchos parásitos a los que llamamos de forma familiar "gusanos", o de manera mucho menos correcta "lombrices" (tenias, ascaris, anisakis, etc.). Entre los variados mecanismos de escape, destaca el "disfrazarse", adornando sus cuerpos longilíneos con proteínas propias del individuo al que están infestando (cuando se trata de gusanos, el término infección se cambia por el de infestación), de modo que cuando una célula defensiva intenta reconocer al monstruo que tiene delante, no lo puede ver como "algo extraño" por muy grande y feo que pueda ser; si tiene proteínas y moléculas en su superficie que son comunes a las mías, pensará nuestra celulita: lo mejor será ¡¡¡no atacar!!!

Ante esta absoluta diversidad de estrategias para hacerse con el control del cuerpo, éste ha tenido que desarrollar exquisitos mecanismos para controlar a todos y cada uno de estos microbios y parásitos. Entre los mecanismos defensivos más importantes que hemos adquirido a lo largo de millones de años de evolución destacan:

1. Barreras físicas y químicas. Como ya hemos visto, la piel no sólo es capaz de procurarnos una barrera física difícilmente franqueable (aunque muchos microbios consiguen hacerlo), sino que también tiene la capacidad de producir sustancias que funcionan como verdaderos antibióticos. Su falta puede conllevar el incremento en la susceptibilidad a padecer infecciones severas a este nivel.

2. Fagocitosis. La existencia de "comedores" o fagocitos constituye una primera línea de defensa frente a la infección. El fagocito no sólo tiene la capacidad de "papearse" al enemigo, sino que también es capaz de acabar con éste una vez "papeado", haciéndolo trizas o pedacitos gracias a una serie de proteínas (enzimas) que rompen todas y cada una de las estructuras del microbio invasor (aunque existen algunos que son capaces de inhibirse y librarse de estas enzimas e incluso de resistir su acción voraz).

3. Producción de proteínas defensivas como los anticuerpos y el complemento. Los anticuerpos tienen la capacidad de ayudar a los fagocitos, "marcando" a los microbios y facilitando el proceso de fagocitosis (anticuerpos opsonizantes). En otros casos, los anticuerpos son capaces no sólo de unirse al agente infeccioso, sino también de destruirlos gracias a su interacción con las proteínas llamadas del complemento. Su función primordial es utilizar los anticuerpos como "señales" para pegarse a ellos y literalmente hacer agujeros en la pared del enemigo (anticuerpos citotóxicos). Otros anticuerpos tienen la capacidad de neutralizar toxinas o virus, aglutinándolos, agregándolos e inmovilizándolos, facilitando así su eliminación (anticuerpos neutralizantes).

4. Activación de mecanismos denominados de citotoxicidad. Algunas células del sistema inmune se han especializado en localizar células infectadas o tumorales, y, una vez localizadas, se pegan a ellas "perforándolas", inyectando en su interior toda una mezcla de "toxinas" que acabarán con las células que hospedan a esos agentes infecciosos. De esta forma, los virus que han infectado una célula no podrán hacerse con su control y convertirla en una fábrica de nuevos virus. Estas células, como ya vimos en los primeros capítulos, tienen nombres muy descriptivos como linfocito T8 citotóxico o linfocito NK (Natural Killer o Asesino Natural); un buen título, sin duda alguna, para una novela de Stephen King.

Estos y otros mecanismos más intrincados y complejos son utilizados por nuestras defensas para hacer frente a una posible infección. Ni que decir tiene que el fallo en uno o más de ellos puede traer graves consecuencias al individuo en cuestión.

Carlitos es un niño de 11 meses. Es un bebé que para su edad tiene un peso y crecimiento menor al de los otros niños. Desde hace 6 meses "está constantemente enfermo: cuando no está con gastroenteritis, está con bronquitis que se complica con neumonía. Sus padres, desesperados, acuden a la consulta del pediatra, quien remite al bebé a un infectólogo e inmunólogo pediátrico experto, ya que sospecha que Carlitos puede estar afectado por algún tipo de deficiencia a nivel inmunológico. Realizados los estudios pertinentes, se llega a un diagnóstico claro: Carlitos tiene la Enfermedad de Bruton, también llamada Hipo/agammaglobulinemia congénita o ligada al cromosoma X. Traducido al lenguaje corriente, Carlitos presenta una incapacidad absoluta para hacer frente a determinados microbios, debido a que no es capaz de fabricar anticuerpos en la cantidad y calidad deseada. Al pobre bebé le espera una vida de inyecciones periódicas de gammaglobulinas (un cóctel de inmunoglobuluinas o anticuerpos) y toma de antibióticos. Y existe la posibilidad de que algún día sea sometido a un trasplante de médula ósea para ver si así es capaz de "reparar la maquinaria defectuosa".

La enfermedad de Bruton es un tipo de inmunodeficiencia de origen genético (llamadas inmunodeficiencias primarias), que se produce por mutaciones a nivel del ADN de las células de los individuos afectados. Estas inmunodeficiencias primarias, de las que se han descrito más de 250 tipos, son muy raras. Sin embargo, una inmunodeficiencia primaria o congénita que se sale de este cálculo y denominación de enfermedad rara es la deficiencia de Inmunoglobulina A (IgA). Esta es la inmunodeficiencia primaria más frecuente (se da en 1 de cada 600 personas en Europa), aunque en la mayor parte de los casos no produce ningún tipo de trastorno en los portadores. Esta inmunoglobulina o anticuerpo - la IgA - es uno de los principales responsables de la defensa de las superficies mucosas, es decir, de las vías respiratorias, digestivas y genito-urinarias. Por ello, uno de los principales efectos de su ausencia o escasez es la predisposición de la persona a padecer infecciones frecuentes de estos órganos en forma de bronquitis, neumonías, gastroenteritis, cistitis, etc. No sólo eso, la IgA también tiene otra función importante: además de neutralizar microbios dañinos que puedan acceder a nuestros órganos internos, también nos protege en parte frente al desarrollo de ciertas alergias, enfermedades autoinmunes (celiaquía, anemia hemolítica, tiroiditis, diabetes y otras) y ciertos cánceres como el de estómago y el de colon. Y todo esto lo hace una sola proteína, una inmunoglobulina producida a nivel de las mucosas.

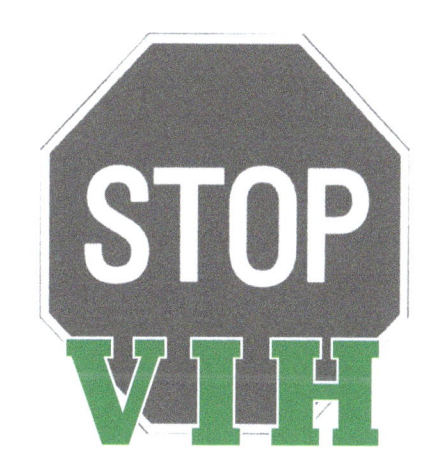

Pero las defensas frente a la infección no sólo pueden "venirse abajo" por la existencia de algún tipo de alteración genética insalvable (inmunodeficiencias primarias), sino que puede darse por ciertos estímulos nocivos que no están asociados a alteraciones del material genético (inmunodeficiencias secundarias o adquiridas). Entre estos figuran como los más importantes:

- Agentes ambientales. Virus como el VIH del SIDA u otros de la familia de los herpesvirus (como el virus de Epstein-Barr y el citomegalovirus), virus de la viruela, y otros, radiaciones (ionizantes, ultravioleta, electromagnética,…), tóxicos (plaguicidas, benceno, bifenilos policlorados,…).

- Malnutrición. Es bien sabido que las personas con malnutrición experimentan un número mayor y formas más graves de infección. De hecho, a la inmunodeficiencia asociada a la malnutrición alguien la ha bautizado como NAIDS (Nutritional Acquired Immunodeficiency Disease Syndrome), o traducido al castellano, SIDA nutricional.

- Enfermedades metabólicas. La diabetes tipo 2, el síndrome metabólico y la obesidad, entre otras, son enfermedades en las que se han observado deficiencias inmunitarias.

- Depresión y trastornos generalizados de ansiedad. Extensos estudios llevados a cabo durante muchos años han puesto de manifiesto la relación entre los estados mentales y el funcionamiento del sistema inmunológico. Tanto es así, que actualmente existe un área de superespecialización dentro de la Inmunología que se denomina Psiconeuroinmunología (PNI). De ella daremos buena cuenta en un capítulo posterior.

- Fármacos. Muchos fármacos tienen efectos que debilitan nuestras defensas. Entre éstos, los más conocidos son las llamadas "medicinas inmunosupresoras", entre las que se encuentran aquellas que se administran para evitar el rechazo de trasplantes o para tratar formas severas de inflamación y/o enfermedades autoinmunes (esclerosis múltiple, artritis reumatoide, lupus, etc.).

- Cirugía mayor. La cirugía mayor o complicada, así como muchos anestésicos utilizados en ella, pueden generar alteraciones importantes de la función inmunitaria dando lugar a estados de inmunodepresión. Esta inmunodepresión ocurre entre los días 3 y 5 posteriores a la intervención y puede predisponer al enfermo a padecer infecciones post-quirúrgicas, mala cicatrización y otros trastornos que pueden prolongar la estancia hospitalaria.

- Otras enfermedades. Es bien sabido que los enfermos que sufren de insuficiencia renal crónica, leucemia, linfoma y cáncer en general, tienen comprometidas sus defensas mucho más que la población sana.

Otro motivo de alteración en el funcionamiento del sistema inmune lo constituyen determinadas "fases vitales" como, por ejemplo, la vejez, que comporta el fenómeno de "inmunosenescencia" o "envejecimiento inmunológico". Esto explica la predisposición de las personas ancianas a desarrollar procesos infecciosos realmente graves como neumonías o septicemias, coincidiendo muchas veces con el padecimiento de un proceso vírico como puede ser una simple gripe estacional. Y, aunque las vacunas frente a estas y otras enfermedades estén más que indicadas en estas edades, el efecto protector de las mismas se pierde parcialmente debido a estas alteraciones inmunológicas. Mientras que la población joven sometida a la vacunación frente a la gripe se protege en un alto porcentaje, muchas personas mayores vacunadas no logran alcanzar buenos niveles de protección.

5.1 El SIDA y sus "controladores de élite"

El Síndrome de Inmunodeficiencia Adquirida o SIDA se ha convertido en una infección devastadora con millones de personas afectadas en todo el mundo. Desde que se descubrió el virus causal (HIV o VIH en español: Virus de la Inmunodeficiencia Humana), hace más de treinta años, se han descrito muchos de los mecanismos que éste emplea para multiplicarse e inducir el daño al sistema inmunológico.

Cuando el VIH infecta al organismo, éste dirige su atención a infectar principalmente a dos células esenciales del sistema inmune: los linfocitos T4 o helper y los macrófagos. Ambas clases de células portan en su superficie un tipo de receptor que el virus emplea para pegarse a ellas y poder entrar. A estos receptores se les denomina CD4 y CCR5. Hay algunas personas que presentan mutaciones a nivel del receptor CCR5 y esto hace que el virus no pueda pegarse de forma adecuada a éste, dificultando su entrada en las células y haciendo a estos individuos bastante más resistentes a la infección. Desde hace años, la ciencia conoce de la existencia de personas que, a pesar de pertenecer a grupos de riesgo y de estar infectados, mantienen al virus "a raya", controlando en todo momento la evolución de la infección o haciendo que su progresión sea muy lenta. Actualmente se han descrito determinadas alteraciones genéticas que pueden hacer que un individuo infectado con el HIV/VIH pueda no sólo contenerlo sino hacer desaparecer casi por completo su presencia en las células sanguíneas. A estas personas se les ha venido a denominar "controladores de élite". Son personas que no necesitan fármacos para mantener al virus bajo control, produciendo con una rapidez inusitada el ataque y la destrucción de las células infectadas. Se estima que 1 de cada 300 personas infectadas por el VIH es un controlador de élite.

'Visto lo visto, no es extraño pensar en la serie de inmensas posibilidades que le podemos dar a los "bichitos" cuando alguna parte de nuestras defensas deja de funcionar correctamente. Y es que el sistema inmunológico actúa de forma "silenciosa" día tras día, llevando a cabo una vigilancia y una protección continua frente a todo lo extraño o "peligroso", sin que nos demos cuenta de ello. Sólo cuando estas defensas fallan, es cuando nos preocupamos y nos percatamos de la suerte que tenemos algunos de tener este ejército que nos protege del "fuego enemigo" que constituyen microbios y células cancerosas. Lástima que muchas personas dediquen una gran parte de sus vidas a destrozar este maravilloso sistema de defensa, cometiendo lo que llamo irónicamente SISMVG: "Suicidio Inmunológico por Síndrome de Mala Vida en General" (drogadicción, alcoholismo, tabaquismo, mala alimentación, depresión, estrés crónico,….).

CAPÍTULO 6

INMUNIDAD Y MICROBIOTA: BACTERIAS IMPRESCINDIBLES PARA NUESTRA ÓPTIMA DEFENSA

CAPÍTULO 6

INMUNIDAD Y MICROBIOTA: BACTERIAS IMPRESCINDIBLES PARA NUESTRA ÓPTIMA DEFENSA

Estoy seguro de que si hiciese una encuesta en la calle preguntando cuál es el tipo de organismo más abundante de la tierra, las respuestas más habituales quizás serían las plantas, los insectos, e incluso alguno que otro respondería a esta cuestión diciendo que son los seres humanos. Sin embargo, la respuesta correcta a esta cuestión está en un grupo de organismos que no podemos ver a simple vista, y que pueblan el aire, el suelo, el agua, nuestro cuerpo y el del resto de animales y plantas que habitan en nuestro planeta. Sin duda alguna, las bacterias son los organismos más abundantes. Aparecieron en la Tierra hace la friolera de 3.850 millones de años. Las podemos encontrar en todos sitios y viviendo en las condiciones más extremas como en los manantiales de aguas calientes y ácidas, en desechos radioactivos, en las profundidades marinas y a kilómetros bajo el suelo que pisamos. Algunas bacterias pueden incluso sobrevivir en las condiciones extremas del espacio exterior. Se estima que en un gramo de tierra puede haber en torno a 40 millones de bacterias, y un millón de células bacterianas en un mililitro de agua dulce. En total, se calcula que convivimos con aproximadamente 5×10^{30} (un cinco seguido de treinta ceros…ahí es nada) bacterias en el mundo.

Un gran número de personas desconoce que igualmente nuestra piel, mucosas e intestinos se encuentran repletos de bacterias. Los términos microbiota, flora microbiana o microbioma se definen como el conjunto de microorganismos que se localizan de manera normal en distintas áreas del cuerpo. En nuestro sistema digestivo se localiza un mundo microscópico viviente que recibe el nombre de microbiota intestinal. Esta "comuna bacteriana", es considerada hoy día por los expertos como un "nuevo órgano", cuyas funciones específicas son claves en el mantenimiento de nuestra buena salud. Esta gran comunidad que compone nuestra microbiota intestinal incluye, como mínimo, 1.000 tipos diferentes de bacterias, que suponen un peso total de 1,5 a 2 kilogramos. También comprende más de 10 millones de genes que, comparados con los aproximadamente 20.000 genes de nuestras células, supone que nos aportan más de 500 veces el número de genes que hay en el genoma humano. Según estos datos, podríamos argumentar que realmente los seres humanos somos mayoritariamente bacterias que portan algunas células humanas. Y esto es extensible al resto de organismos vivos.

Contrariamente a lo que se pensaba hace unos años, en los que creíamos que nacíamos estériles y "desinfectados", recientemente hemos descubierto que el desarrollo de la microbiota comienza antes del nacimiento.

6.1 Funciones de la microbiota

La microbiota intestinal ha pasado de considerarse un mero acompañante y contaminante de nuestra piel, mucosa e intestinos, a proponerse como un «órgano metabólico», con funciones en la nutrición, en la regulación de la inmunidad y en la inflamación. La microbiota intestinal es capaz de producir enzimas que transforman a los azúcares complejos de la dieta, que el intestino humano no puede digerir ni absorber, en monosacáridos y ácidos grasos de cadena corta (AGCC), principalmente acético, propiónico y butírico, estos últimos con propiedades anti-microbianas y anti-inflamatorias. Y es que los microbios y los vertebrados evolucionaron juntos durante miles de años, dependiendo el funcionamiento normal del sistema digestivo e inmunológico de la presencia de este órgano que constituye nuestra microbiota.

6.2 Factores que influyen sobre la microbiota

Dependiendo si se es un omnívoro, carnívoro o hervíboro, los microorganismos que componen la microbiota serán de una forma u otra, ya que está determinada por el tipo de nutrición que se tenga (los llamados enterotipos). Las características de la dieta, junto con los factores genéticos, influyen en el predominio de unos microorganismos sobre otros. Así que, dependiendo de si comes mucho o poco, de si ingieres más carne que verduras y frutas, o de la cantidad de azúcar, grasa y proteínas que tomes, la microbiota será distinta.

6.3 Microbiota e inmunidad

La microbiota intestinal ejerce un importante efecto sobre la respuesta inmune de los seres humanos. La dieta y los efectos de esta en la microbiota intestinal

Microbioma humano

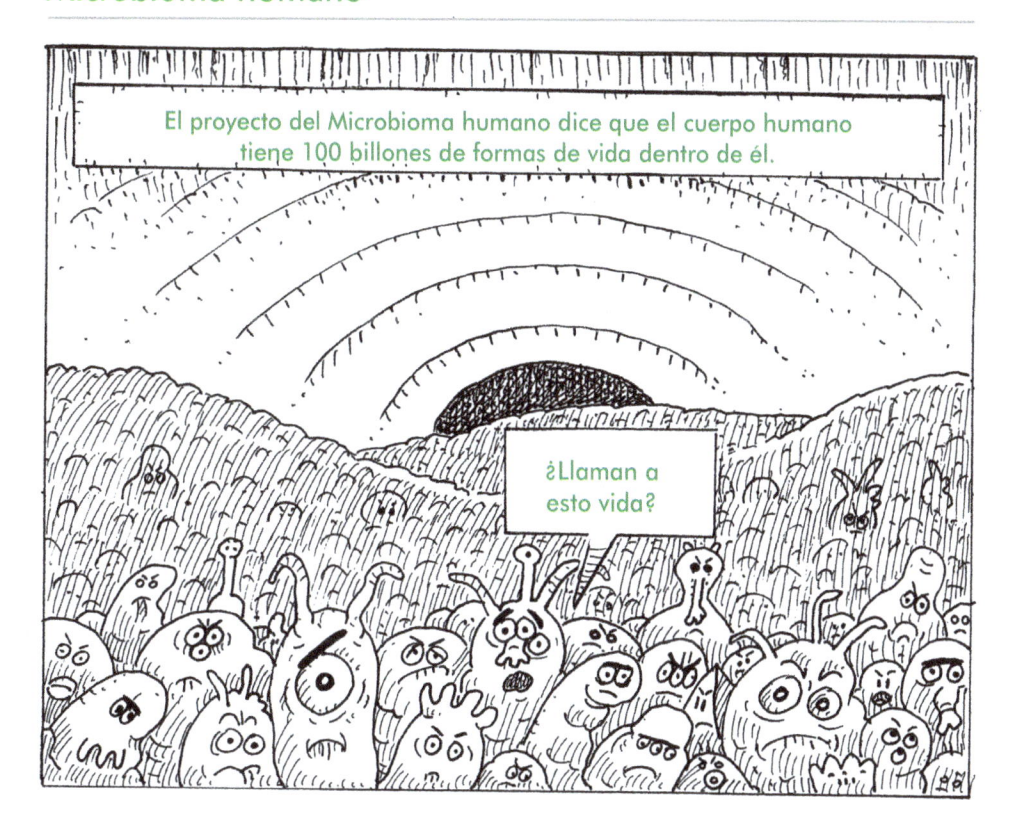

> El proyecto del Microbioma humano dice que el cuerpo humano tiene 100 billones de formas de vida dentro de él.

> ¿Llaman a esto vida?

y en la respuesta inmune se han postulado como posibles explicaciones para el incremento en la incidencia de enfermedades inflamatorias como el asma, la diabetes tipo 1, la enfermedad de Crohn, la colitis ulcerosa y otras enfermedades autoinmunes, cuyo incremento en los últimos años se ha dado de forma espectacular en los países desarrollados. Existen numerosos estudios que demuestran que las alteraciones de la microbiota intestinal y de su capacidad inmunomoduladora, están asociados íntima y epidemiológicamente a enfermedades como la obesidad, el asma o la diabetes tipo 1.

Cuando analizamos la microbiota intestinal de niños en África y la de niños en zonas urbanas de Europa, observamos que, por ejemplo, niños de determinadas áreas como Burkina Faso (África), cuya dieta se caracteriza por un alto consumo de fibra, no sólo tienen una microbiota distinta a la de los niños europeos, sino que además muestran una mayor variedad de microorganismos en sus intestinos, es decir, muestran una mayor biodiversidad microbiana.

Conoce tu microbiota intestinal

Una gran cantidad (cientos de billones) de bacterias y otros microorganismos habitan tus intestinos realizando funciones claves para la salud y el bienestar

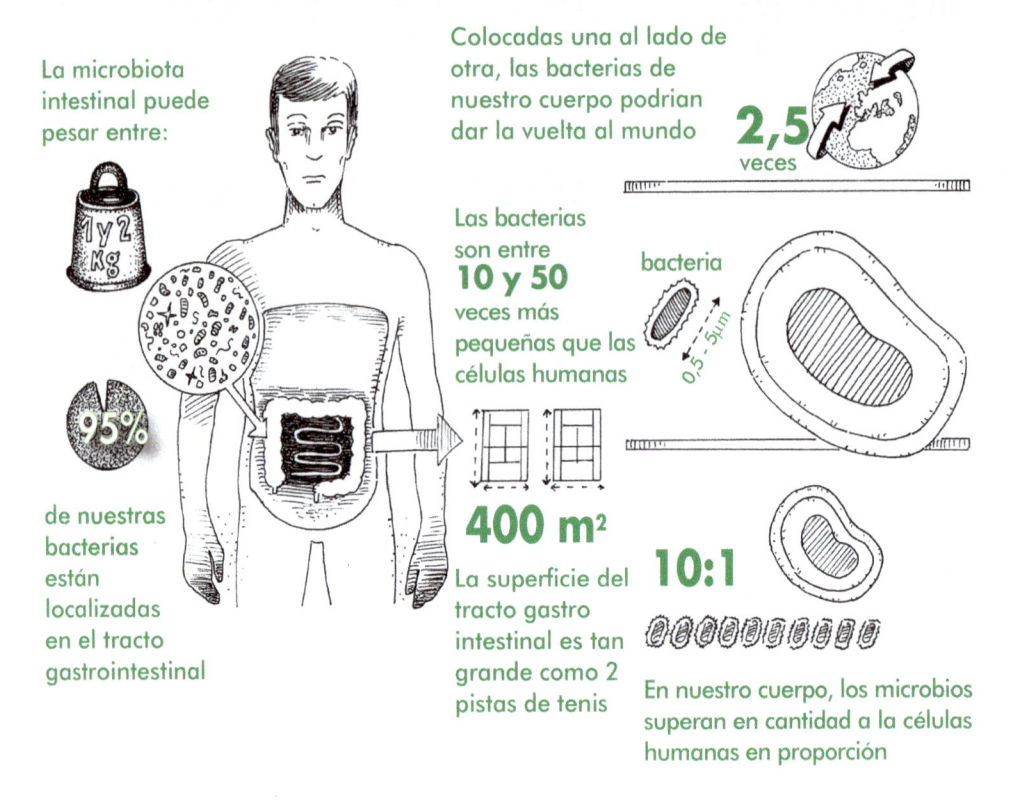

La microbiota intestinal puede pesar entre: 1 y 2 kg

95% de nuestras bacterias están localizadas en el tracto gastrointestinal

Colocadas una al lado de otra, las bacterias de nuestro cuerpo podrían dar la vuelta al mundo **2,5** veces

Las bacterias son entre **10 y 50** veces más pequeñas que las células humanas

bacteria 0,5 - 5 µm

400 m² La superficie del tracto gastro intestinal es tan grande como 2 pistas de tenis

10:1 En nuestro cuerpo, los microbios superan en cantidad a la células humanas en proporción

¿Y saben qué?, pues resulta muy interesante saber que las enfermedades alérgicas como el asma o las enfermedades autoinmunes, son prácticamente inexistentes y desconocidas en estas comunidades africanas.

Existen multitud de evidencias que demuestran que las alteraciones de nuestra microbiota intestinal se relacionan con enfermedades inmunológicas. Así, hoy sabemos que los niños que viven en granjas tienen una incidencia menor de asma que los niños de la ciudad. Los niños nacidos por cesárea, al no tener contacto con la flora vaginal de la madre, tienen una microbiota distinta y menos variada que los nacidos de forma natural. Y de todos es ya sabido y demostrado, que los niños nacidos por cesárea tienen una mayor predisposición a padecer enfermedades como asma, dermatitis atópica y enfermedades autoinmunes.

Siguiendo con el ejemplo de los niños, la microbiota intestinal de recién nacidos que reciben solo lactancia materna tienen una microbiota distinta a los alimentados con leches artificiales. Quizás por esto, los niños amamantados muestran igualmente una menor tasa de estas enfermedades inmunológicas.

Todos estos datos demuestran la íntima relación entre la dieta, la composición de la microbiota intestinal y, por lo tanto, el mantenimiento de un mejor o peor equilibrio inmunológico. Esto implica que, a través de la dieta y de la manipulación de la microbiota, podríamos modular la respuesta inflamatoria protagonista de muchas enfermedades.

En la actualidad, se están llevando a cabo multitud de estudios y ensayos clínicos que abarcan desde la utilización de determinados probióticos (probioticoterapia) hasta el trasplante fecal, para el tratamiento de algunas enfermedades inmunológicas. El trasplante fecal es una forma "fina y elegante" de referirse a un tratamiento en el cual heces de un donante sano, preparadas en el laboratorio, son transferidas al intestino de un receptor enfermo. El trasplante fecal surge, en un principio, como una estrategia de tratamiento alternativa al uso de antibióticos para la infección por una bacteria intestinal llamada *Clostridium difficile*. Esta bacteria es responsable de causar una enfermedad llamada colitis pseudomembranosa, y se da fundamentalmente en pacientes que han sido sometidos a intensos tratamientos con algunos antibióticos. La terapia o trasplante fecal es capaz de elevar la tasa de curación de estos pacientes en más de un 90%, con respecto a las estrategias antibióticas convencionales para tratar esta infección. Lo más interesante que se observó es que, cuando se les hacía el trasplante fecal a enfermos con enfermedades como asma, diabetes, esclerosis múltiple, colitis ulcerosa, etc., muchos de ellos entraban en periodos de "remisión" de su enfermedad, es decir, después de este trasplante se encontraban infinitamente mejor. Esta "siembra fecal" de un donante sano a receptor enfermo abre posibilidades de tratamiento alternativo de numerosas enfermedades inmunológicas. Como ya se ha comentado, actualmente se están llevando a cabo numerosos estudios y ensayos para valorar el alcance real que este tratamiento puede tener. Por ahora, los resultados de muchos de estos estudios son verdaderamente esperanzadores e indican, para empezar, que existen "superdonantes", o por decirlo de otra forma, que hay personas cuyas "caquitas" tienen una potencialidad mayor de funcionar y modular la respuesta inmunológica alterada de forma casi milagrosa en el receptor enfermo. Se podría decir que esta "caquita vale su peso en oro".

CAPÍTULO 7

LA INMUNIDAD EN DISTINTAS FASES DE LA VIDA: INMUNIDAD DEL EMBARAZO

CAPÍTULO 7

LA INMUNIDAD EN DISTINTAS FASES DE LA VIDA: INMUNIDAD DEL EMBARAZO

Cuando una mujer queda gestante, lleva en su interior un futuro bebé cuya mitad es conocida, ya que genéticamente ésta es casi idéntica a la suya, existiendo otra mitad que no identifica como propia y que pertenece a la aportación genética del padre. Esta "falta de identidad parcial", podría hacer que el sistema inmunológico de la madre en gestación reconociese como "extraña" a esa otra mitad paterna, con el consiguiente ataque inmunológico al embrión o feto en cuestión, ya que éste se comportaría como un "injerto" extraño no conocido. Es algo semejante a lo que ocurre cuando una persona recibe un trasplante de alguien que no es muy parecido genéticamente. Entonces se inicia una respuesta inmunológica que va destinada a la destrucción y eliminación del órgano trasplantado; una reacción de rechazo.

Para que esto no ocurra, el sistema inmunológico de la mujer embarazada va a sufrir una serie de modificaciones para no producir un "rechazo" de ese ser "extraño o ajeno" que constituye el embrión o el feto en desarrollo. Así, durante la gestación, el sistema inmunológico materno va a "desactivar" una parte importante de la respuesta inmunológica, que es la responsable del rechazo de órganos y tejidos extraños. La desactivación selectiva

Gestación e inmunidad

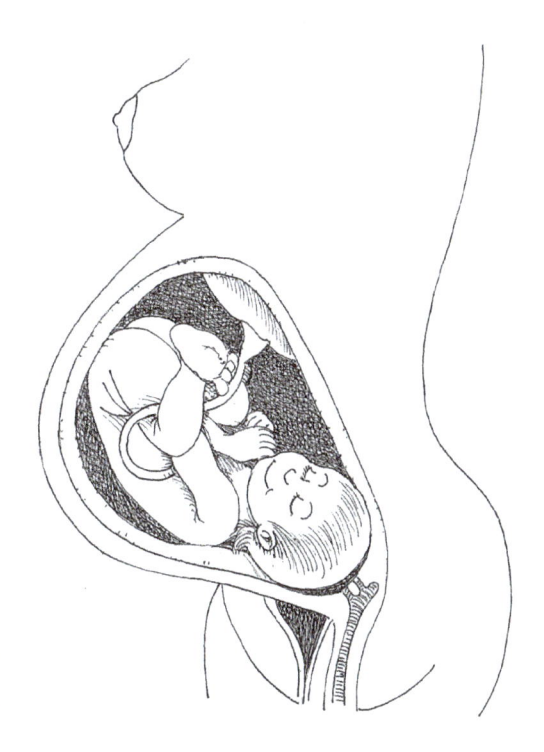

de esta respuesta inmunológica tiene un beneficio directo, ya que evita que el embrión/feto sea atacado por el sistema inmune de la madre. Además, resulta que esta parte del sistema inmune que se desactiva también suele ser responsable del daño que se produce en tejidos propios en algunas enfermedades autoinmunes como la artritis reumatoide. Por esto, cuando una mujer enferma de artritis reumatoide queda gestante, no es infrecuente que ésta desarrolle una remisión completa de la enfermedad durante todo el embarazo, volviendo a "rebrotar" una vez finalizado éste. Desafortunadamente, esto no ocurre con todas las enfermedades autoinmunes durante la gestación ni en todos los casos.

El mencionado bloqueo que se produce durante la gestación en la mujer constituye un arma de doble filo, ya que, aunque permite la supervivencia del futuro bebé, esto tiene un coste: las mujeres gestantes son más proclives a desarrollar determinadas infecciones de forma más frecuente y severa. Esto ha sido demostrado en infecciones como la gripe, el sarampión, el HIV, la listeriosis, la tuberculosis, la lepra, la toxoplasmosis y la malaria. Todas estas infecciones requieren de la activación de esa parte de la respuesta inmunológica, que precisamente la madre desactiva para poder seguir adelante con el embarazo. Por lo tanto, este bloqueo inmunológico es un arma de doble filo, ya que, por una parte, defiende al embrión del ataque de su propia madre, pero, por otro lado, incrementa la susceptibilidad a determinados agentes infecciosos.

En algunas ocasiones, las madres gestantes no son capaces de regular o desactivar esta respuesta inmunológica de forma efectiva. La consecuencia de esto es que se puede originar un fenómeno de rechazo que puede provocar un aborto espontáneo, que en muchas mujeres puede hacerse repetitivo. También esta falta de desactivación puede dar lugar a otros problemas como la preeclampsia, una causa importante de enfermedad (morbilidad) y mortalidad en la mujer y el feto, y que constituye uno de los síndromes obstétricos más serios que afectan entre el 2 y 7 por ciento de los embarazos. La preeclampsia se define como la aparición de hipertensión arterial e insuficiencia renal con pérdida de proteínas por orina, después de la vigésima semana de gestación. Otras patologías obstétricas, como el retardo de crecimiento fetal intrauterino o los partos prematuros, se han asociado a este tipo de alteraciones o desequilibrios inmunológicos en la mujer gestante.

A largo de estos años, se han publicado investigaciones ciertamente sorprendentes. En el campo de la Inmunología Reproductiva, me llamó especialmente la atención la lectura de un interesante trabajo sobre genética y elección de pareja en el que se demuestra que cada uno de nosotros nos sentimos atraídos por personas con características genéticas diferentes a las nuestras. Señales como el olor corporal o la forma de la cara, son claros indicadores de que la otra persona es genéticamente diferente. El estudio sostiene que las personas tienden a encontrar poco atractivos a quienes tienen un sistema inmunológico parecido al suyo, es decir, a quienes puede tener una genética similar. Esto conlleva evitar la combinación de genes parecidos, ya que los padres genética e inmunológicamente diferentes podrían proporcionar a sus hijos una mejor oportunidad de defenderse frente a las infecciones, porque los genes de su sistema inmune serían más diversos, aportando variabilidad genética también a la población general. Para los seres humanos, el impulso inconsciente de tener hijos sanos es importante a la hora de elegir pareja, y las parejas con sistemas inmunes menos parecidos producen descendientes más sanos y con mejores sistemas inmunológicos.

CAPÍTULO 8

LA INMUNIDAD EN DISTINTAS FASES DE LA VIDA: INMUNIDAD NEONATAL Y DE LA INFANCIA

CAPÍTULO 8

LA INMUNIDAD EN DISTINTAS FASES DE LA VIDA: INMUNIDAD NEONATAL Y DE LA INFANCIA

Cuando nacemos, nuestro sistema inmune es completamente inmaduro. El principal problema de esta inmadurez inmunológica es que los recién nacidos presentan una capacidad disminuida para luchar y defenderse de los ataques de multitud de microbios y parásitos. Afortunadamente, nuestras madres nos "asisten inmunológicamente" durante la gestación proporcionándonos auxilio. Durante el embarazo, la madre va dotando al bebé de anticuerpos, que son transferidos a través de la placenta, especialmente durante el último mes de gestación. Todas las enfermedades y vacunas a las que se ha expuesto la madre durante su vida y que han dejado un "rastro de memoria" en forma de anticuerpos específicos (del tipo IgG) van a ser seleccionados para "infundirlos" en el bebé, para que este nazca con un "armamento" adecuado con el que hacer frente a los "peligros microbianos" que le esperan fuera. Estos anticuerpos llevarán a cabo su función en el recién nacido durante unos meses, hasta que el niño pueda fabricar de forma efectiva y por sí mismo sus propios anticuerpos. Por si esto fuese poco, la madre sigue asistiendo al bebé inmunológicamente a través de la primera secreción de la mama, que es el calostro (una sustancia espesa de color amarillento), y posteriormente a través de la leche. Ambas, sobre todo el calostro, están compuestas de numerosas moléculas (anticuerpos; especialmente del tipo IgA protector de las mucosas respiratoria y digestiva) y células inmunológicas que ayudarán también al niño a hacer frente a todas las amenazas externas.

La consecuencia directa de esta inmadurez inmunológica del recién nacido se puede reflejar en una estadística. Se calcula que un niño nacido normal, con un sistema inmune normal, presenta una media de ocho infecciones respiratorias, dos o tres otitis y, al menos, dos gastroenteritis al año. Si el niño asiste a la guardería o tiene hermanos mayores, entonces esta cifra se incrementa significativamente. Y todo esto hasta que el niño llega más o menos a los diez años de edad; todo un "calvario" para los padres y, sobre todo, para las madres, que cada dos por tres están en la consulta del pediatra.

Y es que nacemos con ciertas deficiencias que pueden ser aprovechadas por determinados "microbios dañinos". Así, por ejemplo, los niños no son capaces, hasta que no cumplen dos o tres años, de formar unos anticuerpos especiales (llamados IgG2) frente a unas estructuras llamadas "polisacáridos" (un tipo de azúcares) que se encuentran presentes en la envoltura externa de determinadas bacterias, que pueden producir enfermedades serias como meningitis y neumonías (por ejemplo, *Haemophilus influenzae*, neumococos,...). Esta es la causa por la que los niños menores de esta edad son más susceptibles de tener infecciones muy serias por este tipo de microorganismos. Llegado a los tres años de vida, la susceptibilidad a estas infecciones se reduce considerablemente. Desgraciadamente, algunos niños pueden nacer incluso con una incapacidad genética para formar este tipo de anticuerpo IgG2 durante toda su vida, con lo que siempre estará predispuesto a padecer infecciones serias de este tipo, incluso de adulto. Afortunadamente, como ya mencionamos en el capítulo anterior, estas inmunodeficiencias primarias de origen genético no son extremadamente frecuentes.

Parto Natural

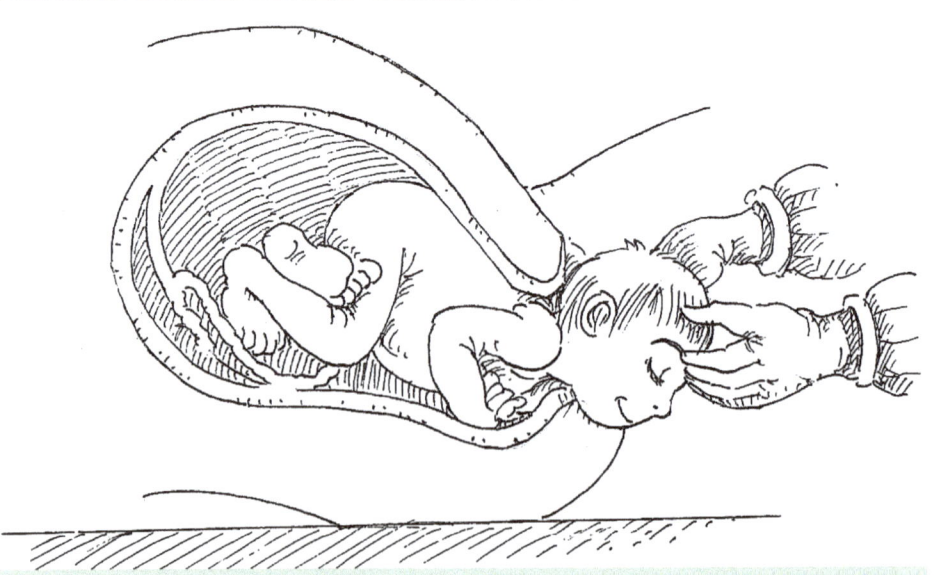

❶ *Microbios vaginales: Lactobacilos*   ❷ *Microbios responsables del yogur*
❸ *Los microbios derivados de la vía vaginal conducen a la producción de citoquinas específicas, que promueven el desarrollo normal del sistema inmunológico*

Los niños prematuros y los que nacen con bajo peso tienen todavía un riesgo mayor de padecer más infecciones más graves que aquellos que nacen con el peso correcto. Estos niños muestran diversas alteraciones inmunológicas que les predisponen a estas infecciones. Sus fagocitos comen menos y peor, el timo muestra un escaso desarrollo y los linfocitos que tienen que ver con la defensa frente a virus, entre otros, también funcionan mucho peor. Entre los tres y cinco meses de edad, los recién nacidos con bajo peso presentan de forma pronunciada lo que se conoce como hipogammaglobulinemia fisiológica (otra palabrota) o, lo que es lo mismo, que nacen con muy pocos anticuerpos maternos y los "gastan" antes, y este es el motivo por el que son niños que presentan más problemas que los nacidos "bien".

Como ya se ha comentado, no existe mejor alimento para un recién nacido que el calostro y la leche procedente de su madre. De este modo, podríamos comenzar este apartado a modo de síntesis y conclusión sobre los beneficios de dar el pecho a los bebés recién nacidos. La leche materna contiene una mezcla de elementos que influyen directa e indirectamente en la inmunidad del

Parto por cesárea

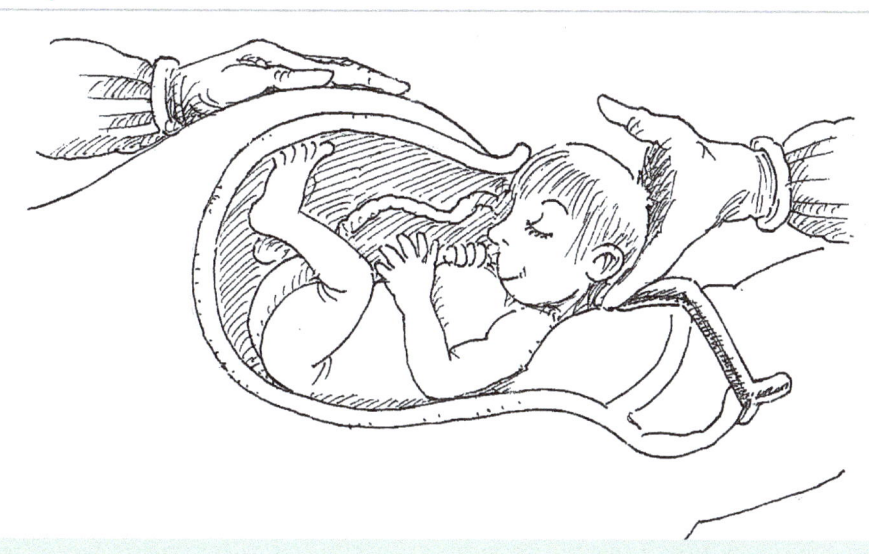

❶ Microbios de la piel, como el Staphylococcus

❷ Responsable de forúnculos y otras infecciones

❸ Mayor riesgo de alergia, enfermedad celiaca y otros padecimientos

niño. Para empezar, posee una cantidad enorme de anticuerpos (IgAs), que los defiende frente a una gran variedad de microbios que producen enfermedades intestinales y respiratorias. Contiene lactoferrina, una proteína que literalmente "secuestra" el hierro para que no esté disponible para las bacterias que producen infecciones, porque si hay algo que especialmente les gusta a los microbios que producen estas infecciones es el hierro; con él las bacterias se hacen más "fuertes", más poderosas y más destructivas. Por lo tanto, la lactoferrina, al retirar el hierro, actúa debilitando a las bacterias. Pero, no sólo eso: la lactoferrina aumenta la capacidad de los fagocitos (los comedores), es un potente antioxidante y disminuye las respuestas inflamatorias patológicas.

Otros componentes importantes de la leche materna son la lisozima, capaz de romper la pared de muchas bacterias, los oligosacáridos complejos (más de 100 "azúcares" diferentes), que previenen las infecciones por microorganismos que producen neumonías, meningitis y diarreas en niños, el factor de crecimiento epidérmico, la caseína, lactoperoxidasas, nucleótidos, gangliósidos y poliami-

Beneficios de la alimentación con pecho materno

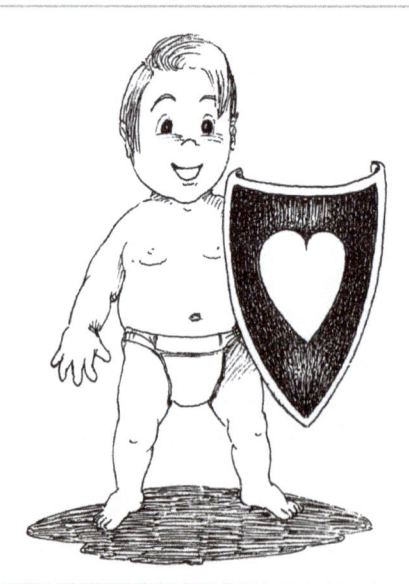

« La leche materna, además de alimentar, también protege »

« Crea un escudo de defensas »

1. Prevención de diarreas
2. Mayor agudeza visual
3. Menor incidencia del síndrome de muerte súbita (SMSI)
4. Menor número de alergias
5. Prevención de infecciones de tipo respiratorias (neumonía, bronquitis...)
6. Incremento de peso apropiado

nas, todas ellas con actividad antimicrobiana e inmunoestimulante (además de tener nombres impronunciables).

Por si fuera poco, la lactancia materna también proporciona al recién nacido células inmunológicas, leucocitos maternos constituidos por cantidades considerables de fagocitos y linfocitos, amén de una ingente cantidad de bacterias saprofíticas que ejercen funciones muy importantes a nivel intestinal e inmunológico en el niño.

Con estos antecedentes, no es de extrañar que la leche materna prevenga de infecciones importantes en los recién nacidos. Se ha demostrado que los niños alimentados con leche artificial (fórmulas) tienen una mayor "predisposición inflamatoria" que los niños alimentados al pecho que, gracias a la presencia de verdaderos "fármacos naturales anti-inflamatorios", gozan de un sistema inmune mejor regulado. Esta regulación viene determinada por la presencia de una serie de moléculas inmunomoduladoras. Otro hecho bien documentado, y en relación con lo dicho, es que los niños alimentados por lactancia natural presentan mejores respuestas a las vacunas, tienen un riesgo menor de diabetes tipo 1, enfermedad de Crohn, dermatitis atópica y linfomas, probablemente debido a esta misma capacidad antiinflamatoria e inmunomodularora de la leche materna.

CAPÍTULO 9

LA INMUNIDAD EN DISTINTAS FASES DE LA VIDA: INMUNIDAD Y VEJEZ

CAPÍTULO 9

LA INMUNIDAD EN DISTINTAS FASES DE LA VIDA: INMUNIDAD Y VEJEZ

Los que tengan la suerte de llegar a ser muy mayores, cosa fácil en los países desarrollados y no tanto en los países pobres, tendrán que enfrentarse al proceso de envejecimiento; un fenómeno natural y progresivo de la vida donde toda nuestra anatomía y fisiología sufre modificaciones importantes. Por desgracia, uno de los principales perjudicados por este envejecimiento es el sistema inmunológico.

El envejecimiento inmunológico o "inmunosenescencia", estudiado por la "inmunogerontología" (término propuesto en 1969 por un patólogo llamado Waldorf), se acompaña de una mayor susceptibilidad a padecer enfermedades infecciosas (es bien sabido lo proclives que son nuestros mayores a la infección respiratoria complicada, en forma de neumonía), enfermedades autoinmunes y cáncer. A este proceso de inmunosenescencia se le añade el hecho de que muchos ancianos presentan algún tipo de malnutrición. Además, muchos de ellos se ven sometidos a una existencia solitaria por muerte del cónyuge o bien por abandono, con el consiguiente componente psicológico depresivo. Ni que decir tiene que estos tres factores pueden dar lugar a profundos estados de inmunodeficiencia que predisponen todavía más si cabe, al padecimiento de patologías verdaderamente graves.

"Se suele temer a la vejez, porque no suele venir sola"

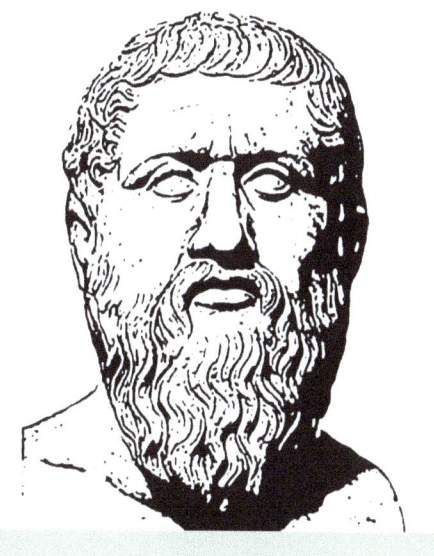

Platón

Independientemente de la existencia o no de malnutrición y abandono/soledad impuesta, la inmunosenescencia *per se* está catalogada como un tipo de inmunodeficiencia adquirida, debido a una serie de alteraciones inmunológicas que se dan en esta fase de la vida. Entre estas alteraciones cabe destacar las siguientes:

- Presencia de un "estado inflamatorio crónico". Se ha acuñado el término "inflammaging" para referirse al hecho de que el envejecimiento se asocia a un estado inflamatorio crónico que va en detrimento de la longevidad. El sistema inmune del anciano es menos capaz de responder frente a nuevos desafíos, sin embargo, mantiene reacciones inflamatorias crónicas que se asocian con patologías como diabetes, enfermedades cardiovasculares (ictus e infartos de miocardio), Alzheimer o distintos tipos de cáncer. Los ancianos producen en exceso una serie de sustancias llamadas citoquinas pro-inflamatorias, moléculas que no sólo tienen repercusión a nivel inmunitario, sino que también son responsables directas e indirectas de otras alteraciones que se dan durante el envejecimiento, como la atrofia muscular (llamada técnicamente sarcopenia), osteoporosis, anomalías cardiacas, de la sangre y de la cognición (alteraciones del comportamiento).

- Disminución de la capacidad para establecer respuestas de inmunidad celular eficaces. Hay que recordar que la inmunidad celular era aquella que ponía en marcha los mecanismos y células especializadas para acabar con infecciones por virus, algunas bacterias, parásitos y hongos, y de "aniquilar" células cancerígenas. Esta es una de las razones por las que el envejecimiento está ligado a un incremento de la susceptibilidad de padecer infecciones graves y al aumento en el padecimiento de distintos tipos de cáncer. A las mutaciones celulares acumuladas a lo largo de toda una vida (que facilitan la malignización de las células) se le suma la fatalidad de que nuestro sistema inmune se vuelve menos capaz de localizar y destruir los tumores que van apareciendo.

- Disminución de las células "vírgenes o naive". Cuando tenemos contacto por primera vez en nuestra vida con cualquier tipo de "bichito", nuestro sistema inmune dispone de estas células para responder en una primera fase frente a este desafío. Cuando las células "naive" tienen contacto con el agente invasor, éstas maduran para transformarse en células "efectoras", que harán frente a la infección de manera adecuada. Una vez eliminada la infección, un grupo de estas células se convertirán en células de "memoria" que "guardan la imagen" del agresor y, si este se atreve a volver, estas células de memoria se convertirán de nuevo en efectoras para responder de forma incluso más agresiva y rápida que la primera vez. El problema que se nos presenta en la vejez es que estas células "naive" desaparecen en su mayoría, con lo que la capacidad de respuesta frente a desafíos nuevos estará francamente mermada. No es de extrañar, por tanto, que, cuando surge una infección por algún virus nuevo con el cual nunca hemos tenido contacto, los primeros afectados gravemente sean los niños (por su inmadurez inmunológica) y los ancianos (por su inmunosenescencia a este nivel). La excepción a esta regla la proporcionan algunas infecciones como la mal llamada "gripe española" de 1918; una pandemia que acabó con millones de personas en el mundo, la mayoría jóvenes sanos. Parece ser que este virus de la gripe daba lugar a potentes respuestas por parte del sistema inmunológico, siendo éste el que finalmente acababa con la vida del enfermo. Aquellos que tenían un sistema inmune más "potente" eran, en consecuencia, los que más fácilmente desarrollaban los efectos catastróficos de una respuesta inmunológica exagerada. Por eso esta gripe se cebó más en los individuos más jóvenes y fuertes.

- Disminución del número y funcionalidad de los linfocitos NK (Natural Killers). Por hacer un poco de memoria, los linfocitos NK son un tipo de células inmunológicas especializadas en la defensa frente a determinadas infecciones, especialmente infecciones por virus, y frente al desarrollo de tumores. Durante el envejecimiento, se observa una disminución importante tanto del número como del funcionamiento de estas células, por lo que su efecto se suma a los anteriores, justificando de forma rotunda por qué durante el proceso de envejecimiento, infecciones, enfermedades autoinmunes y diversos tipos de cáncer incrementan tanto su número como su gravedad.

Hace unos años se propuso la llamada "teoría de la remodelación del envejecimiento". Esta teoría proclama que muchos de los procesos que acontecen durante la senescencia se deben a variados desarreglos nutricionales que se dan durante esta fase de la vida. Tres de los micronutrientes más asociados al proceso de inmunosenescencia son: la deficiencia de zinc, selenio y vitamina E. Dado que el balance de estos tres elementos suele verse comprometido durante la vejez, la suplementación de la dieta con éstos podría restaurar de forma eficaz, al menos una parte importante del sistema inmunológico de las personas ancianas.

Mucha ha sido la investigación vertida sobre estos mecanismos, y se ha llegado a resultados verdaderamente interesantes. Por ejemplo, desde el punto de vista genético, se ha observado que no todas las personas mayores necesitan de esta suplementación con zinc. Dichos estudios han puesto de manifiesto que hay ancianos que portan un genotipo denominado GG o C-, mientras que otros presentan el genotipo GC y el CC, estos dos últimos clasificados dentro del grupo denominado C+. Pues bien, aquellos ancianos con genotipo C- (o GG) son más susceptibles de padecer estas deficiencias y, por lo tanto, son candidatos a tomar dichos suplementos, mientras que los C+ (GC o CC) no necesitan de dicha suplementación. De hecho, se ha observado que las personas que portan el genotipo C+ (GC o CC), tienen muchas más probabilidades de llegar a centenarios que las que pertenecen al genotipo C- (GG), ya que aquellas presentan mejores sistemas inmunológicos.

CAPÍTULO 10

LA INFLAMACIÓN: AMIGA O ENEMIGA

CAPÍTULO 10

LA INFLAMACIÓN: AMIGA O ENEMIGA

La inflamación constituye un proceso mediante el que el sistema inmunitario combate las infecciones y repara los tejidos dañados por ésta o cualquier otra causa (traumatismo, cirugía,…). Sin ella estaríamos absolutamente indefensos. En la reacción inflamatoria participan leucocitos o glóbulos blancos (linfocitos T, linfocitos B, fagocitos, mastocitos,…), junto con proteínas (complemento, anticuerpos y otras proteínas del plasma sanguíneo) y otros compuestos químicos que acuden al lugar de infección o lesión. Las células del sistema inmunológico actúan de forma coordinada con los vasos sanguíneos, ya que estos son capaces de "emitir señales" para que todas estas células y proteínas salgan por los lugares correctos. Esto significa que el endotelio de los vasos (la capa interna que recubre todos los vasos sanguíneos), es capaz de dirigir la respuesta inflamatoria hacia el lugar donde se está produciendo la infección o la lesión, sin dejar salir a los "guerrilleros" por lugares donde no es necesaria su ayuda.

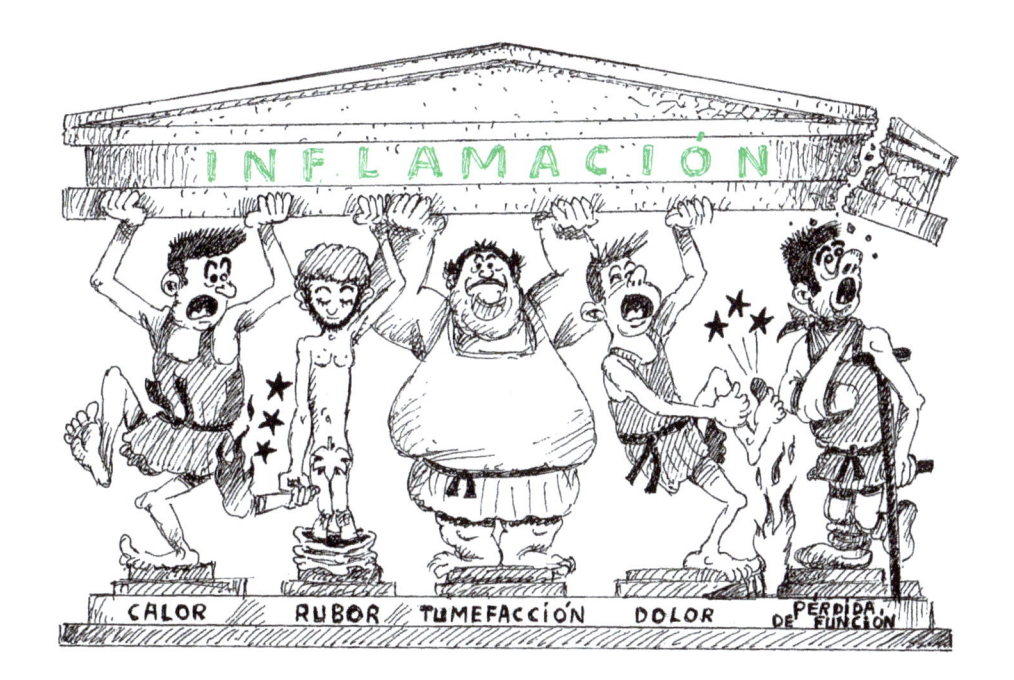

Durante el proceso inflamatorio, se producen también una serie de moléculas derivadas del metabolismo de los ácidos grasos poli-insaturados (los famosos omega 3 y omega 6), que dan lugar a diversos compuestos conocidos genéricamente con el nombre de prostaglandinas y leucotrienos, responsables de algunos signos y síntomas característicos como son la fiebre, el dolor y la tendencia a producir coágulos, entre otros. Los anti-inflamatorios que normalmente tomamos para estos síntomas y signos (aspirina, ketoprofeno, piroxicam, etc.), tienen como objetivo fundamental bloquear o disminuir significativamente la producción de estos compuestos que producen dichos síntomas.

Gracias al conocimiento cada vez mayor que poseemos sobre los mecanismos que actúan en la cascada inflamatoria, somos más capaces de actuar sobre éstos para anular parcial o totalmente este proceso que, en muchísimas ocasiones, puede convertirse en un enemigo inefable.

Como ya se ha destacado, la inflamación tiene una parte positiva, ya que es un mecanismo indispensable para hacer frente al desafío que comportan muchas infecciones por distintos tipos de microorganismos, así como una inestimable ayuda en el restablecimiento y reparación de los tejidos dañados. Sin embargo, cuando esta inflamación se hace crónica, bien porque el agente infeccioso no es capaz de ser eliminado completamente o debido a un daño persistente en algún órgano, entonces ésta puede convertirse en un enemigo letal para el individuo que la padece.

Pero la inflamación no nos juega una mala pasada sólo cuando se cronifica. En muchas ocasiones, la existencia de una infección grave en el individuo (por ejemplo, una septicemia o infección sanguínea) o un politraumatismo (por un accidente grave) puede poner en marcha un proceso de "inflamación suicida". Si el sistema inmunitario "se da cuenta" de que no va a poder acabar con la infección o no va a poder reparar los tejidos lesionados, entonces se pone en marcha este "suicidio". Es como si el sistema inmune se planteara la cuestión: "si no voy a poder con esto, ¿para qué voy a hacer sufrir a mi querido organismo?". Así que programa un tipo de inflamación agresiva que conlleva la fabricación y secreción a lo "bruto" de numerosas moléculas que acaban produciendo un efecto cascada sobre todos los órganos, induciendo el llamado "fallo multiorgánico" que, si no se trata, lleva irremediablemente a la muerte. De este modo, el sistema inmunológico no sólo abrevia el sufrimiento del individuo, sino que también "quita de en medio" un posible transmisor de alguna infección que pueda ser peligrosa para el resto de la población. En términos estrictamente biológicos, el sistema inmune intenta ayudar no sólo al individuo evitando un sufrimiento inútil, sino también proteger a los otros individuos de la población. Desafortunadamente, nuestro sistema inmunológico sigue "viviendo en el bosque" y desconoce la existencia de antibióticos, anti-inflamatorios y cirujanos que pueden reparar y reconstruir gran parte de lo dañado o lesionado, y por ello actúa así, induciendo una inflamación letal que pretende acabar con el individuo en el menor tiempo posible, siempre y cuando este daño sea, a su entender, "grave e irreparable". El conocimiento profundo de estos mecanismos de inflamación suicida ha hecho que evolucionemos en los tratamientos frente a la misma; tratamientos que hoy en día se aplican en cualquier UCI hospitalaria del mundo y cuyo objetivo prioritario es "aplacar" toda esta cascada letal.

Hasta ahora hemos hablado de la inflamación "ruidosa", aquella que se deja notar, que se hincha, que se pone roja y caliente, que duele y que puede llegar a matar en un tiempo breve. Pero existe otro tipo de inflamación indolora, que actúa en la oscuridad, que es persistente y callada: la llamada "inflamación silenciosa". Detrás de este tipo de inflamación están enfermedades tan importantes y graves como las cardiovasculares (infarto de miocardio, ictus), enfermedades autoinmunes (artritis reumatoide, lupus eritematoso sistémico, esclerosis múltiple,….), enfermedades metabólicas (diabetes tipo 2, síndrome metabólico), enfermedades neurodegenerativas (Alzheimer) y muchos tipos de cáncer (de colon, linfomas, de mama,…).

Este tipo de inflamación actúa de forma inaparente durante años, haciendo que el individuo vaya acumulando una serie de efectos sobre el organismo que finalmente acaban con el padecimiento de alguna de estas patologías. Es tan "silenciosa" que, mientras se está "incubando", la persona puede estar y sentirse perfectamente bien, ya que no causa dolor ni malestar aparente. Sin embargo, tenemos evidencias indirectas de su existencia. Así, numerosos estudios han demostrado que aquellas personas que toman cierto tipo de anti-inflamatorios son menos tendentes a desarrollar ciertos tipos de cáncer, infartos, ictus e incluso Alzheimer. Protegerse de la inflamación silenciosa tiene, por tanto, sus ventajas. Y este efecto anti-inflamación silenciosa no sólo puede conseguirse con fármacos, sino que también podemos actuar sobre ella a través de la dieta. Se ha comprobado el efecto anti-inflamatorio de ciertos nutrientes como las grasas poliinsaturadas omega-3, los antioxidantes y polifenoles, presentes por ejemplo en el vino tinto y muchos tipos de frutas, o algunos compuestos presentes en algunas especias tales como la cúrcuma, el jengibre, el pimentón rojo, el ajo y la cebolla. Estos alimentos y condimentos actúan claramente inhibiendo o disminuyendo considerablemente alguno de los peligrosos compuestos generados en este tipo de inflamación; uno de ellos y el más importante es la interleucina-6 (IL-6), una molécula clave en todo el proceso inflamatorio.

10.1 Obesidad e inflamación

La obesidad y el sobrepeso están alcanzando tasas epidémicas en el mundo. La Organización Mundial de la Salud estima que hay más de 1.000 millones de personas en el mundo con sobrepeso, y un tercio de ellas son obesas. La obesidad está íntimamente asociada al desarrollo de enfermedades como la diabetes tipo 2, el síndrome metabólico, las enfermedades cardiovasculares, la hipertensión arterial, el cáncer y otras. En todas ellas la inflamación crónica silenciosa (o inflamación crónica de bajo grado) juega un papel primordial.

Considerado hace unos años como un tejido cuya función casi única y fundamental era la de almacenar grasa, el tejido adiposo se ha convertido recientemente en un órgano inmunológico más, que es capaz de generar citoquinas (llamadas aquí adipocitoquinas), que pueden promover fenómenos de inflamación o anti-inflamación.

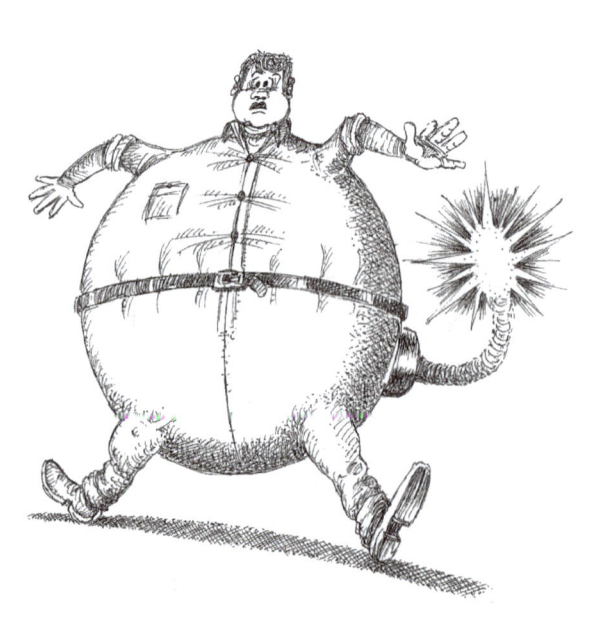

Son muchas las adipocitoquinas descritas hasta el momento actual, teniendo todas ellas un papel relevante tanto a nivel metabólico como inmunológico (inmunometabolismo). La leptina y la adiponectina, son las principales adipocitoquinas relacionadas con determinados trastornos. La leptina está asociada a procesos de inflamación, mientras que la adiponectina hace lo contrario, induciendo fenómenos de anti-inflamación. Cuanto más tejido graso tenga una persona, más cantidad de estas sustancias inflamatorias (leptina) y menos anti-inflamatorias (adiponectina) producirá, induciendo un estado de inflamación crónica silenciosa que actuará durante años para finalmente "dar la cara" con alguna de las enfermedades ya descritas, asociadas a la obesidad.

A pesar de que la grasa que más nos asusta es aquella que nos hace unos "michelines" anti-estéticos y que es el soporte de toda una industria de la estética y de la apariencia física, esta grasa subcutánea no tiene un efecto tan marcado a nivel inmunológico como la grasa llamada "visceral o perivisceral", una grasa interna que envuelve los órganos principales. Esta grasa perivisceral sí que debería de asustarnos, ya que es la máxima responsable del proceso inflamatorio que se desarrolla en las personas obesas o con sobrepeso.

La grasa perivisceral de una persona obesa va a producir sustancias inflamatorias que van a originar una reacción en cadena. Uno de los efectos más frecuentes es la pérdida de la sensibilidad a la insulina. Todas las células de nuestro cuerpo necesitan de glucosa para poder obtener energía. Esta glucosa entra en las células gracias a la insulina, una llave que abre la "puerta" de las células para que la glucosa pueda entrar. Por lo tanto, todas las células de nuestro cuerpo van a tener una serie de "cerraduras" donde la llave insulina pueda introducirse y producir el efecto deseado. La producción de sustancias inflamatorias por parte de la grasa peri-visceral, hace que las células del organismo "pierdan" o expresen menos "cerraduras", por lo que, a pesar de la presencia de la llave insulina, sin "cerraduras" será imposible abrir las puertas para que la glucosa entre. Debido a que se pierden cerraduras y que la glucosa no puede entrar, ésta se acumula en la sangre dando lugar a hiperglucemia (aumento de la glucosa en sangre). Para compensar esta alteración, el organismo intenta fabricar más "llaves" insulina, produciéndose un estado de hiperinsulinemia (incremento de la insulina en sangre). Esta hiperinsulinemia va a tener varios efectos

Síndrome metabólico

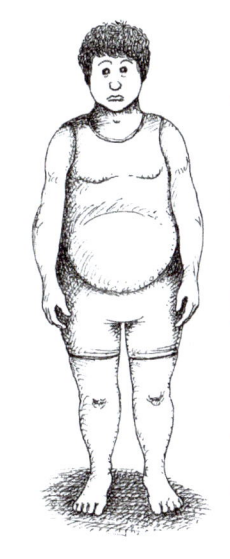

Problemas del Corazón

Hipertensión

Diabetes Tipo 2

Triglicéridos altos

en el organismo: uno de ellos es que los riñones, "bañados" por ingentes cantidades de insulina, van a alterarse produciendo un aumento de la tensión arterial (hipertensión). Además, la insulina en exceso acelera la producción de altos niveles de adrenalina que incrementan aún más la tensión arterial. Como la glucosa no puede entrar en la célula y no se puede obtener energía a partir de ella, entonces el organismo decide conseguir esta energía a través de la utilización de la grasa almacenada, movilizándola a partir de los depósitos. Esta movilización de las grasas da lugar a un incremento de éstas en la sangre (hiperlipidemia, hipertrigliceridemia).

En resumen: una persona obesa con alta carga de grasa peri-visceral producirá un estado inflamatorio que puede dar lugar a hiperglucemia (diabetes tipo 2), hiperinsulinemia, hipertensión arterial e hiperlipidemia o hipertrigliceridemia. A esto lo denominamos síndrome metabólico, que constituye un factor de riesgo principal, una "bomba de relojería" en el desarrollo de enfermedades cardiovasculares, entre otras.

Conocer los mecanismos íntimos de la inflamación aguda y crónica es de gran relevancia para poder así desarrollar estrategias de prevención y tratamiento de la mayor parte de las enfermedades que conocemos y padecemos tanto en Medicina Humana como en Medicina Animal, porque es la inflamación en muchas ocasiones la responsable de las consecuencias de estas enfermedades. Retomando las palabras de Lewis Thomas (un "observador de la biología"), podríamos decir que "es la inflamación desmedida cuando se produce, más que la agresión, la causa principal de la enfermedad y su desenlace".

CAPÍTULO 11

ALIMENTAR LAS DEFENSAS:
LA CIENCIA DE LA INMUNONUTRICIÓN

CAPÍTULO 11

ALIMENTAR LAS DEFENSAS: LA CIENCIA DE LA INMUNONUTRICIÓN

En los últimos años se ha despertado un interés creciente en cómo el tipo de alimentación y diversos nutrientes actúan sobre el sistema inmunitario. Esto ha llevado al establecimiento de una nueva disciplina: "la inmunonutrición e inmunodietoterapia". Y es que los nutrientes y la alimentación no sólo pueden ejercer efectos en el individuo sano, sino que también puede contribuir de manera decisiva a la prevención y tratamiento de patologías crónicas de origen inmunitario.

Hace relativamente pocos años, hablar de cómo el sistema inmune podía ser manipulado a través de la dieta constituía casi una herejía. Sin embargo, se han recopilado estudios que avalan el efecto positivo y también negativo que diversos nutrientes ejercen sobre nuestras defensas. Como ejemplo en el que más adelante profundizaremos, valga comentar el efecto anti-inflamatorio de las grasas poli-insaturadas, la inmunoestimulación ejercida por diversas vitaminas, oligoelementos (minerales) y aminoácidos, o cómo la obesidad determina un estado de "inflamación crónica", que es perfectamente modificable a través de la dieta y que predispone al desarrollo de patologías con un claro componente inflamatorio como la arteriosclerosis, la diabetes tipo 2, las enfermedades autoinmunes y los diversos tipos de cáncer.

Diariamente el sistema inmune intestinal desarrolla uno de los procesos más complicados que existen. No sólo tiene que interaccionar con una ingente cantidad de moléculas que le llegan procedentes de los alimentos, sino que además tiene que relacionarse con una gran cantidad de bacterias intestinales saprofíticas (microbiota intestinal), con las que mantiene una estrecha relación y comunicación. Además, ha de responder eficazmente al desafío que puede suponer el que, mezclados con el alimento ingerido, se encuentren microbios o parásitos que pueden poner en riesgo nuestra salud e incluso nuestra vida. Es decir, ha de mantener un estado de "control de respuesta" frente a los alimentos y bacterias saprofíticas, y a la vez un estado de "respuesta" para eliminar todo bichito viviente que pueda amenazarnos; distinguir lo bueno o beneficioso, de lo malo o perjudicial. Para llevar a cabo esta difícil tarea, el sistema inmune digestivo posee exquisitos mecanismos de control, una especie de "cerebro inmunológico" alojado en nuestros intestinos, toda una maravilla de la naturaleza.

El sistema inmune gastrointestinal concentra alrededor del 70% de las células o "soldados" que constituyen y forman nuestro sistema de defensas. Este sistema inmune digestivo no sólo tiene una función y efecto local, sino que también influye sobre la inmunidad general (llamada también sistémica) del resto del cuerpo. Recuerden el dicho: "que tu medicina sea tu alimento". No andaba desencaminado el bueno de Hipócrates allá por el siglo IV a.C.

Son muchos los estudios que demuestran una correlación entre el estado nutricional y la incidencia de infecciones, principalmente en niños y ancianos. Una serie de investigaciones indican que una modesta suplementación de la dieta con micronutrientes puede llegar a mejorar las defensas y reducir la incidencia de infecciones respiratorias y digestivas. Además, los individuos "suplementados" muestran mejores respuestas frente a las vacunas, lo cual tiene profundas implicaciones a nivel clínico y de salud pública.

11.1 Nutrición. Infección e inmunidad

Vivimos en un mundo donde la tasa de pobreza y malnutrición afecta a un número alarmante y vergonzoso de los habitantes del planeta. La desnutrición grave tiene profundos efectos negativos sobre nuestras defensas. Cuando nos hablan de malnutrición, inmediatamente nos vienen a la cabeza las imágenes desgarradoras de niños consumidos cuyos cuerpos han sido completamente desprendidos de todo signo de salud y vida debido, básicamente, a un sistema injusto de reparto de las riquezas. Sin embargo, existen otros tipos de malnutrición menos evidentes y aparentemente silenciosos que pueden llegar a tener un profundo efecto negativo sobre las defensas de la persona que los sufre. La falta de determinados micronutrientes (hierro, zinc, cobre, vitaminas, etc.), tan frecuente en personas que sufren infecciones crónicas (tuberculosis), enfermedades inflamatorias crónicas, en población pediátrica y en la vejez, pueden llegar a alterar nuestra capacidad defensiva y llegar a poner en riesgo nuestra vida.

El estado nutricional mantiene una estrecha relación con la funcionalidad del sistema inmunológico y, por ende, con las enfermedades infecciosas, inflamatorias e incluso con la predisposición a desarrollar determinadas neoplasias (cáncer).

El triángulo nutrición-infección-inmunidad constituye un sistema perfectamente integrado e interrelacionado. Esta interacción entre malnutrición, inmunidad e infección es la causa principal de enfermedad y muerte de niños en la mayoría de los países de África, Asia y América Latina. Las enfermedades infecciosas tienden a ser más prevalentes y graves en estos países y esto explica, por ejemplo, el porqué de la alta frecuencia de casos fatales de sarampión que se da en los países pobres con respecto a los ricos.

Ni que decir tiene que esta relación entre nutrición, inmunidad e infección es recíproca en el sentido de que también una enfermedad infecciosa en un individuo normonutrido (bien nutrido) puede hacer que éste desarrolle malnutrición. Así, muchas infecciones, sobre todo de tipo crónico, como tuberculosis, parasitosis o víricas como el SIDA, pueden afectar a la larga al estado nutricional del enfermo hasta el punto de provocarle una inmunodepresión añadida que empeora aún más todo el cuadro.

La malnutrición en general se asocia a inmunodeficiencia, habiéndose propuesto el término NAIDS o SIDAN en español, para referirse a un **S**índrome de **I**nmuno**D**eficiencia **A**dquirida de origen **N**utricional que evoca, en todo el cuadro clínico e inmunológico, a los efectos que la infección por el VIH produce en el enfermo de SIDA. La inmunodeficiencia de origen nutricional y la exposición continua a microbios patógenos tiene como resultado un ciclo de infecciones repetitivas y persistentes en la población.

La malnutrición calórico-proteica (MCP) es probablemente la causa más común de inmunodeficiencia en el mundo, muy por encima de otras como el SIDA. Las deficiencias observadas aquí son múltiples y normalmente se caracterizan no sólo por una ingesta insuficiente de calorías, sino también por la falta de proteínas y micronutrientes (oligoelementos y vitaminas). El tratamiento de esta inmunodeficiencia nutricional, requiere evidentemente no sólo de la rehabilitación nutricional sino también de la inmunológica temprana a través de una dieta "inmunorrestauradora".

11.2 Nutrición e inflamación

Como ya se ha comentado hasta la saciedad, una dieta poco saludable puede inducir "estados inflamatorios" y predisponer al desarrollo de patologías no sólo metabólicas (diabetes tipo 2, síndrome metabólico), sino también inmu-

Dieta antinflamatoria

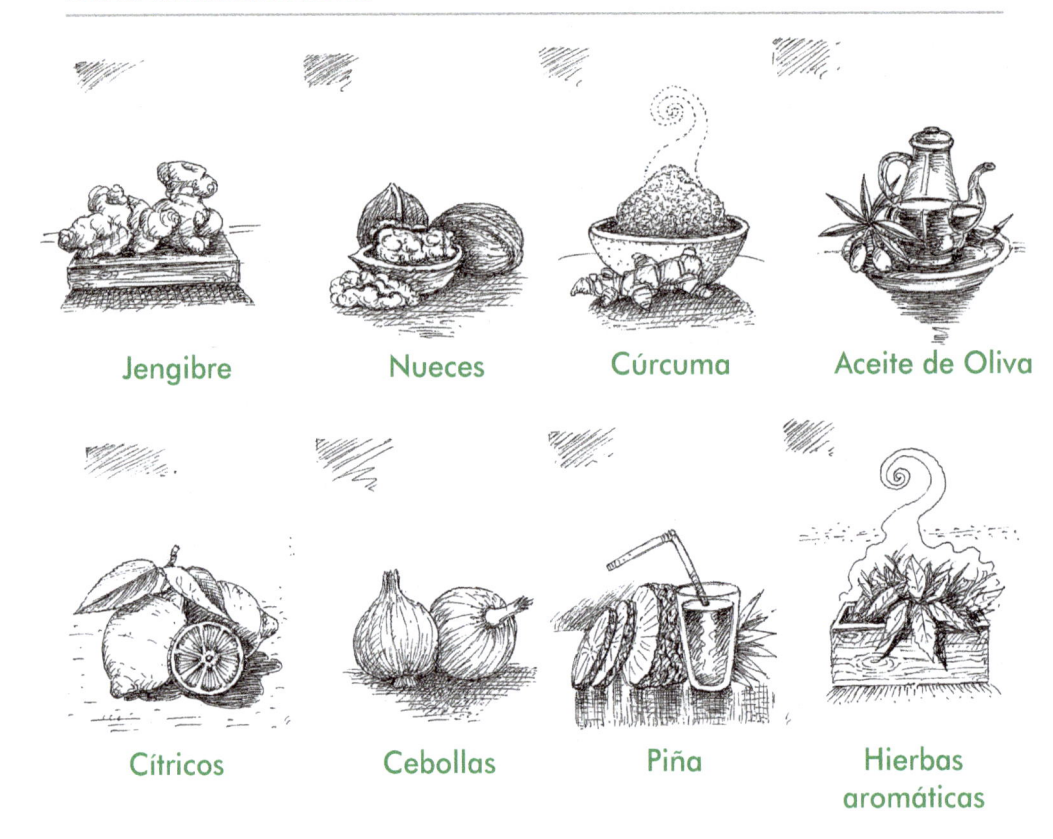

| Jengibre | Nueces | Cúrcuma | Aceite de Oliva |

| Cítricos | Cebollas | Piña | Hierbas aromáticas |

nológicas (enfermedades autoinmunes), cardiovasculares (arteriosclerosis) e incluso algunos tipos de cáncer. En la actualidad tenemos numerosos datos acerca de cómo algunos alimentos o nutrientes son capaces de modular la respuesta inmunológica, existiendo alimentos con claro potencial o capacidad para despertar fenómenos inflamatorios y otros con demostrada capacidad anti-inflamatoria. Así, por ejemplo, las grasas poli-insaturadas provenientes del consumo de pescado azul (omega-3) o las monoinsaturadas del aceite de oliva tienen propiedades anti-inflamatorias, mientras que la sal, los azúcares simples y los cereales refinados contribuyen al proceso inflamatorio. Las bondades del consumo de frutas y verduras se basan en que disminuye la producción de moléculas o sustancias asociadas a la inflamación. Otro elemento importante de nuestra dieta es el vino tinto que, gracias a su contenido en resveratrol, polifenoles y flavonoides, contribuye a la prevención de la enfermedad cardiovascular debido, entre otros, a su acción antiinflamatoria.

11.3 Los problemas de "intolerancia inmunológica" a algunos alimentos: la enfermedad celiaca

La "domesticación" de las plantas que dio origen a la Agricultura hace unos 10.000 años, ofreció la posibilidad al hombre de cultivar alimentos básicos, nutritivos y fácilmente almacenables. Entre estos se encuentran los granos de trigo, centeno y cebada. A lo largo de estos miles de años de selección e ingesta de estos productos, hemos tenido que "pagar un peaje". Antes de la aparición de estos cereales, y sobre todo de los seleccionados genéticamente a lo largo de la historia de la humanidad, en la dieta humana no se conocía la celiaquía (enfermedad celiaca). Casi por todos conocidos, esta enfermedad se

Enfermedad celiaca

La celiaquía puede o no presentar síntomas evidentes. Cuando los presenta, éstos pueden ser múltiples, unos pocos o apenas uno solo.

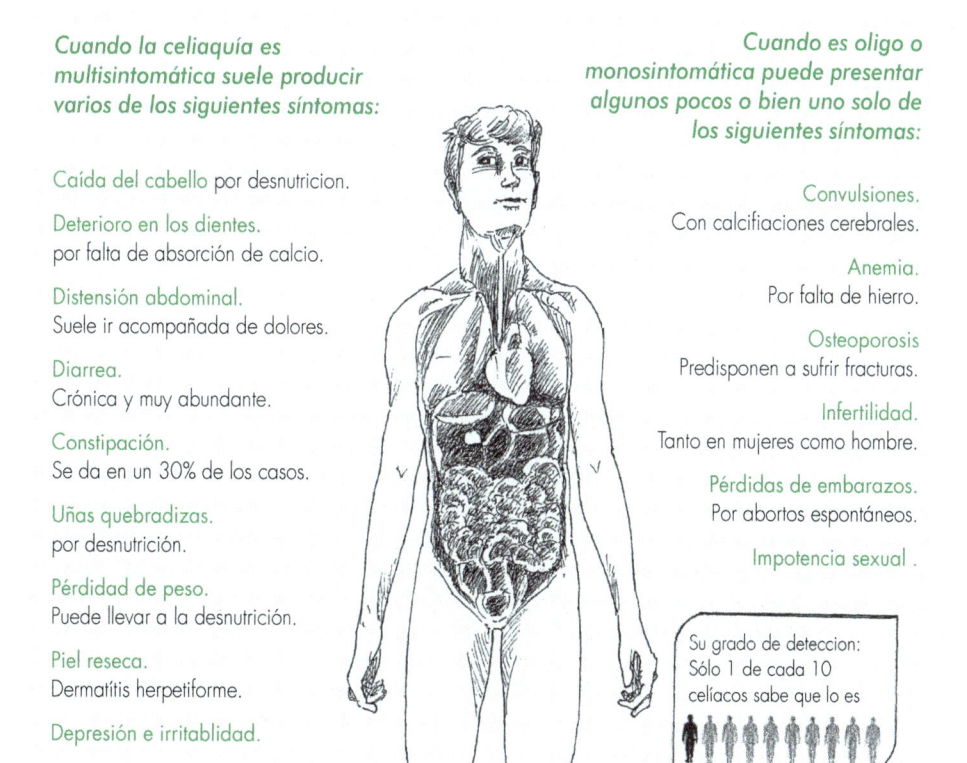

Cuando la celiaquía es multisintomática suele producir varios de los siguientes síntomas:

Caída del cabello por desnutricion.

Deterioro en los dientes.
por falta de absorción de calcio.

Distensión abdominal.
Suele ir acompañada de dolores.

Diarrea.
Crónica y muy abundante.

Constipación.
Se da en un 30% de los casos.

Uñas quebradizas.
por desnutrición.

Pérdida de peso.
Puede llevar a la desnutrición.

Piel reseca.
Dermatitis herpetiforme.

Depresión e irritablidad.

Cuando es oligo o monosintomática puede presentar algunos pocos o bien uno solo de los siguientes síntomas:

Convulsiones.
Con calcifiaciones cerebrales.

Anemia.
Por falta de hierro.

Osteoporosis
Predisponen a sufrir fracturas.

Infertilidad.
Tanto en mujeres como hombre.

Pérdidas de embarazos.
Por abortos espontáneos.

Impotencia sexual.

Su grado de deteccion:
Sólo 1 de cada 10 celíacos sabe que lo es

CAPÍTULO 11. ALIMENTAR LAS DEFENSAS: LA CIENCIA DE LA INMUNONUTRICIÓN

trata de un trastorno inmunológico en el que algunas personas se tornan hipersensibles frente al "gluten", denominación genérica que incluye a proteínas como la gliadina (trigo), hordeína (cebada), secalina (centeno) y triticale (híbrido de trigo y centeno).

Ya en el siglo I a.C., un médico griego llamado Areteo de Capadocia denominó a esta enfermedad koiliakos ("abdomen" en griego). Y es que los enfermos celiacos presentan inflamación intestinal debida básicamente a una reacción errónea y exagerada del sistema defensivo intestinal frente al gluten. El que una persona desarrolle o no la enfermedad va a depender de factores genéticos, ambientales e inmunológicos.

La celiaquía es una enfermedad infradiagnosticada que afecta tanto a niños como a adultos, siendo más frecuente en mujeres que en hombres. A nivel mundial, las tasas de enfermedad se sitúan en torno a 1 caso por cada 266 individuos (1/266). En España esta cifra se sitúa en torno a 1/118 en niños y 1/389 en adultos. Como decimos, estos datos no reflejan la realidad, ya que se dan formas de la enfermedad llamadas "silentes" o leves en las que la persona no manifiesta los síntomas clásicos de diarrea crónica e indigestiones aparentes, sino síntomas muchas veces inespecíficos o vagos como hinchazón abdominal con flatulencias (gases) y cierto "malestar" en las digestiones. Incluso un porcentaje significativo de pacientes puede no mostrar signos o síntomas de tipo digestivo, y sí otros que no hacen sospechar de una enfermedad a este nivel, ya que se pueden manifestar en otros órganos como la piel, las mucosas, las glándulas endocrinas, la sangre e incluso en trastornos de tipo neuropsiquiátrico.

Desde un punto de vista inmunológico, la celiaquía se caracteriza porque el sistema inmune intestinal (que recordemos se sitúa por debajo del revestimiento intestinal) se sensibiliza al paso de proteínas del gluten, que logran atravesar la barrera del revestimiento a través de "grietas" que se abren entre los ladrillos que constituyen dicho revestimiento. Cuando esto ocurre, si el individuo está genéticamente predispuesto, puede reaccionar violentamente contra dichas proteínas produciendo una intensa inflamación que da lugar a los síntomas característicos de esta enfermedad.

No es infrecuente que los enfermos celíacos padezcan otras enfermedades del sistema inmunológico como diabetes tipo I, hipotiroidismo, enfermedad de Crohn, colitis ulcerosa, artritis reumatoide, dermatitis herpetiforme y deficiencias de IgA (inmunoglobulina A), entre otras.

Como es lógico pensar, el tratamiento de los enfermos celíacos se basa primordialmente en la eliminación radical del gluten en la dieta. La mayoría de los pacientes que eliminan estos alimentos experimentan una mejoría espectacular en unas semanas. En la actualidad se llevan a cabo ensayos clínicos con algunos fármacos que persiguen, entre otros objetivos, la "reparación" de la barrera intestinal, de esas "grietas" que permiten el paso de las proteínas. Otros ensayos tienen como objetivo fundamental "vacunar" a los enfermos con unas moléculas muy parecidas al gluten intentando que éstos se hagan "tolerantes" a dicha proteína, algo parecido a las vacunas desensibilizantes que emplean los alergólogos con los enfermos alérgicos. Otros estudios e investigaciones apuntan a que el gluten no es el único responsable de esta enfermedad, sino que ciertas alteraciones de la flora bacteriana saprofítica intestinal (microbiota) pueden tener un papel muy importante. Teniendo esto en cuenta, también se está estudiando el tratamiento de los pacientes con determinados probióticos (bifidobacterias) y prebióticos. Estos últimos son ingredientes nutritivos no digestibles que estimulan el crecimiento y la actividad de la microbiota intestinal. Entre ellos se encuentran algunos azúcares como los gluco-oligosacáricos y fructo-oligosacáridos. De esta forma, los prebióticos actúan conjuntamente con los probioticos, constituyendo el "alimento" de las bacterias beneficiosas intestinales.

No cabe duda de que, en años venideros, habrá cambios sustanciales en el tratamiento de estos enfermos.

CAPÍTULO 12

ALIMENTAR LAS DEFENSAS: EFECTO DE LOS DISTINTOS NUTRIENTES SOBRE EL SISTEMA INMUNITARIO

CAPÍTULO 12

ALIMENTAR LAS DEFENSAS: EFECTO DE LOS DISTINTOS NUTRIENTES SOBRE EL SISTEMA INMUNITARIO

12.1 Aminoácidos

Como constituyentes de las proteínas, los aminoácidos son una parte fundamental que puede afectar positiva o negativamente al sistema inmune. Entre estos aminoácidos, se encuentran elementos tan importantes como la alanina, que incrementa la producción de anticuerpos o la arginina que directa e indirectamente estimula a los linfocitos T responsables de la lucha frente a determinadas infecciones y células tumorales. Este aminoácido activa igualmente los fenómenos de cicatrización de heridas, mejora las respuestas inmunitarias en pacientes con quemaduras graves, cáncer, infección por VIH, traumatismos graves y operaciones quirúrgicas en general, y del tracto digestivo en particular. Otro aminoácido, como la glutamina, se relaciona con una menor proporción de infecciones y una mayor eficacia inmunológica. La treonina es también un aminoácido que se emplea para la fabricación del "mucus" o moco que protege a nuestras mucosas de la invasión microbiana y se utiliza también para la fabricación de anticuerpos.

12.2 Grasas (lípidos)

Se ha demostrado la estrecha relación existente entre la ingesta de grasas y el modo de respuesta del sistema inmune. Así, una dieta rica en grasas saturadas es capaz de llegar a producir fenómenos de supresión inmune. Entre otros efectos, disminuye la actividad de las células NK, auténticas máquinas de matar células cancerosas y acabar con infecciones por virus y otros agentes infecciosos. A menos grasas saturadas, mejor actividad de las NK.

Las grasas se dividen en grasas saturadas (aceites de palma, coco, grasas de la leche y mantequilla, etc) y grasas poli-insaturadas, que a su vez se clasifican en grasas omega-6 (ácido linoléico presente en algunos tipos de semillas) y omega-3 (ácido linolénico, principalmente en pescados azules y frutos secos). Tanto unas como otras pueden dar lugar a profundos efectos sobre nuestras defensas. Mientras que un exceso de grasa saturada ejerce un potente efecto inmunodepresor, algunos ácidos grasos poliinsaturados pueden dar lugar al buen mantenimiento de una respuesta defensiva adecuada. Entre éstos, los omega-3 muestran potentes efectos anti-inflamatorios (son excelentes para la prevención de la inflamación silenciosa) y parece ser que también anti-alérgicos, mientras que los omega-6 inducen la respuesta contraria. Se han publicado algunos trabajos en los que se ha observado que las mujeres embarazadas que toman suplementos de omega-3 son capaces de modificar la calidad de la sangre del cordón umbilical que nutre al feto, incrementado la probabilidad de que nazcan niños menos proclives a desarrollar enfermedades alérgicas (asma, dermatitis atópica, etc.).

Es muy importante que nuestra dieta habitual contenga una proporción adecuada de ácidos omega-6 con respecto a los omega-3. Si la relación omega-

Omega 3 e inmunidad

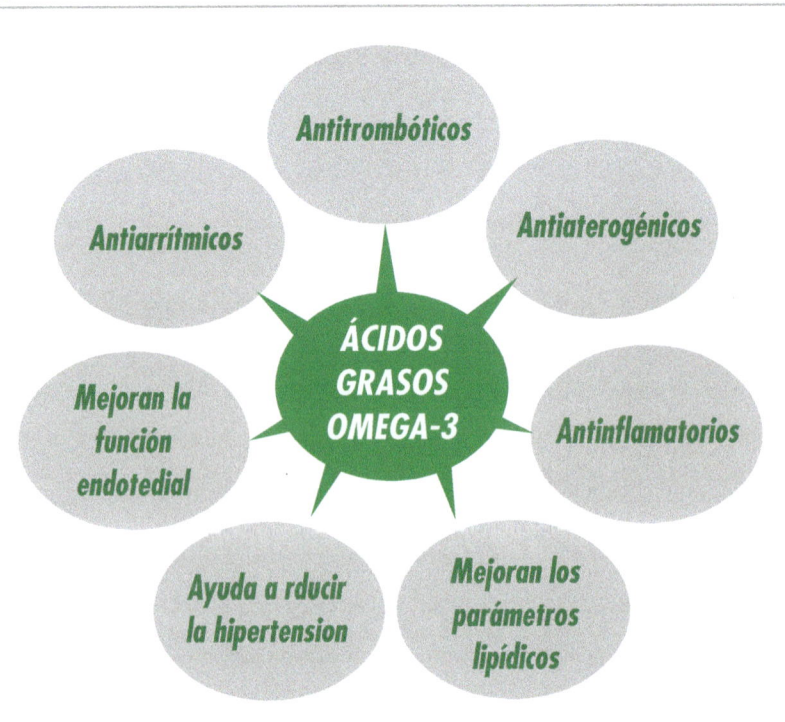

6/omega-3 está a favor de los omega-6 en cantidades elevadas, como ocurre en muchas personas que siguen una dieta poco saludable, se inducirá un estado denominado "pro-inflamatorio" en la persona, lo que se relaciona con el desarrollo de enfermedades cardiovasculares, enfermedades autoinmunes (Enfermedad de Crohn, colitis ulcerosa,..), hígado graso no alcohólico, y diversos tipos de cáncer. Por ello es muy importante que esta relación esté siempre a favor de los ácidos grasos omega-3, que contribuyen a un estado de anti-inflamación general.

12.3 Glúcidos (azúcares)

Actualmente se conoce que tanto las altas concentraciones de glucosa en sangre (hiperglucemia), como las bajas (hipoglucemia), alteran las funciones defensivas produciendo la inflamación. Así, tanto en un enfermo diabético no controlado como durante un ayuno prolongado, se pueden producir profundas modificaciones inmunológicas. Ambas situaciones se asocian a un incremento de la susceptibilidad a infecciones, así como al desarrollo de procesos inflamatorios, pudiendo acelerar directa o indirectamente los procesos de arteriosclerosis, autoinmunidad y cáncer.

12.4 Vitaminas

Vitamina A

Su deficiencia está asociada a una mayor frecuencia y gravedad de enfermedades infecciosas y cáncer, debido a la inmunosupresión resultante. Es una vitamina fundamental para el mantenimiento de las barreras físicas naturales (piel, mucosas,…), que constituyen el primer elemento de protección frente a los microbios. En niños, su deficiencia incrementa la morbilidad (incidencia de enfermedad) y mortalidad por neumonía, diarrea y sarampión. La implementación de medidas para corregir este déficit en la dieta puede revertir completamente el cuadro hacia un estado de equilibrio y normalidad del sistema inmune.

Vitamina D

Aumenta la supervivencia de injertos y disminuye la gravedad de trastornos autoinmunes, al menos en modelos animales de esclerosis múltiple, lupus, artritis reumatoide, enfermedad de Crohn y colitis ulcerosa. No es infrecuente la existencia de estados deficitarios de esta vitamina en la población general, lo que conlleva una mayor susceptibilidad a padecer determinadas infecciones como la tuberculosis, además de incrementar el riesgo de padecimiento de enfermedades autoinmunes y alergias. Considerada actualmente como una hormona, la vitamina D se ha observado que no sólo tiene una importancia vital en el metabolismo de nuestros huesos sino que además es un excelente agente inmunomodulador. Es capaz de despertar a células del sistema inmune que activan los mecanismos de "tolerancia" frente a distintas sustancias, siendo por lo tanto una vitamina/hormona que en estos últimos años ha adquirido una importancia y relevancia notable como tratamiento coadyuvante de algunas enfermedades inmunológicas.

Vitamina E

Junto con la vitamina C, es el antioxidante celular por excelencia. Como los radicales libres son sustancias oxidantes e inmunosupresoras, la vitamina E se considera esencial para el buen funcionamiento del sistema inmune. Su deficiencia puede llegar a producir una baja actividad inmunológica, incrementando así la susceptibilidad a la infección. En ancianos, una baja ingesta de vitamina E incrementa el número y gravedad de las infecciones, aconsejándose una ingesta diaria de unos 200 mg/día. Cantidades superiores a 800 mg/día pueden llegar a ser tóxicas, suprimiendo igualmente la respuesta inmunitaria.

Vitaminas del grupo B

Una deficiencia tanto de vitamina B6 como de ácido fólico, puede llegar a producir atrofia del timo y el bazo, con bajada del número y actividad de los linfocitos. Por otro lado, la falta de otra vitamina de este grupo, la vitamina B12, además de contribuir al desarrollo de un tipo de anemia llamada perniciosa o megaloblástica, desciende la capacidad de los fagocitos (recuerde….células "comedoras"), y el poder microbicida interno de los neutrófilos, es decir, los neutrófilos comen menos y peor, ya que no pueden destruir de forma eficiente a los microbios que producen infecciones.

Vitamina C

Su efecto sobre el sistema inmune va a depender de la dosis suministrada. Su déficit disminuye de manera significativa los mecanismos de inmunidad que nos defienden frente a bacterias y virus en general.

12.5 Minerales

Hierro

Una deficiencia de hierro no sólo conlleva el riesgo de desarrollar un tipo de anemia llamada ferropénica (por falta de hierro), sino que también tiene múltiples efectos sobre el sistema inmune, alterando la capacidad microbicida o "matadora" de algunos fagocitos como los neutrófilos. De forma contraria, y aparentemente paradójica, un exceso de hierro puede incrementar el número y gravedad de las infecciones. Se ha observado que en determinados poblados donde se prepara el alimento en ollas de hierro, la susceptibilidad a las infecciones es mayor. Ya en 1949, Elsdon-Dew señaló que la amebiasis fulminante (una enfermedad parasitaria digestiva producida por un protozoo microscópico), afecta de forma selectiva a ciertos grupos étnicos en el sur de África como los bantúes, pues allí se consume una cerveza con alto contenido en hierro. Por otra parte, se ha reportado que las mujeres embarazadas y los niños menores de 3 años que viven en zonas endémicas de malaria y que toman suplementos de hierro tienen un riesgo incrementado de sufrir malaria grave. Aunque la anemia que se produce en la malaria se puede beneficiar de los suplementos de hierro, esta suplementación puede incrementar el riesgo de reactivación de la infección. Por consiguiente, la utilización de este mineral en las fórmulas nutricionales ha de ser supervisada debido al incremento del número y gravedad de estas infecciones.

Zinc

Este elemento es fundamental para muchas funciones, pero si atendemos exclusivamente a cómo su déficit o exceso afecta a nuestras defensas, la carencia de este elemento se asocia a profundas alteraciones defensivas. Pensemos que el zinc forma parte de algunas hormonas producidas por el timo, siendo responsable del correcto desarrollo y funcionalidad de los linfocitos T. En niños y adultos desnutridos, y con deficiencia de este mineral, se producen numerosas infecciones gastroentéricas, con diarreas intensas que contribuyen a un mayor y más grave estado de desnutrición. La administración en niños de este oligoelemento reduce la incidencia de diarrea en un 50%, así como las bronquitis, bronconeumonías e infecciones cutáneas, incrementándose consecuentemente la tasa de crecimiento. Por otra parte, los excesos de zinc también pueden llegar a producir fenómenos de inmunodepresión en aquellas personas que abusan de este oligoelemento.

Cobre

Su deficiencia, aunque se da, es bastante rara. Tanto su exceso como su defecto están asociados a inmunosupresión.

Selenio

Forma parte de enzimas antioxidantes (peroxidasas, tiorredoxina reductasa,...), y su deficiencia va ligada a una disminución de anticuerpos y a una menor actividad de células NK, aumentando el riesgo y gravedad de infecciones víricas. La enfermedad de Keshan es una enfermedad cardiaca asociada a una infección por un virus llamado Coxsackie B6 (¡que manía con poner nombrajos!). Esta enfermedad se produce principalmente en algunas regiones de China, donde existen graves deficiencias de selenio en la dieta. Se ha observado que la falta de este nutriente induce un estado de "oxidación" en la persona afectada, que hace que, si tiene contacto con el virus, éste se transforme en un agente virulento y peligroso. Y es que diversos estudios han demostrado que la falta o el exceso de determinados nutrientes puede hacer que virus que en principio se comportan "bien", pasen a incrementar su virulencia y "maldad", una especie de Gremlins en miniatura. Este mismo fenómeno se ha observado con el virus de la gripe.

Probióticos e inmunidad

Como ya se ha comentado en capítulos anteriores, todos los seres vivos mantenemos una estrecha relación con una amplia "jungla" de pequeños seres: microbios que se reúnen en distintos nichos ecológicos de nuestro organismo constituyendo la mal llamada flora saprofítica (recuerden que su nombre correcto es el de microbiota). Constituyen legión las bacterias que residen en nuestra piel, mucosas y aparato digestivo. Se estima que sólo en el intestino humano existen alrededor de 100 billones de bacterias pertenecientes a más de 1.000 especies distintas. Por lo tanto, en nuestros cuerpos habitan más bacterias que células pueblan nuestros órganos, alrededor de unas diez veces más.

Esta microbiota desempeña importantes funciones, entre las que destacan la facilitación de los procesos digestivos, la producción de vitaminas, la protección frente a microbios infecciosos patógenos o productores de enfermedad, el mantenimiento del epitelio intestinal y la modulación de nuestras defensas.

Los probióticos son un conjunto de bacterias y levaduras que proceden de la microbiota intestinal y de los productos lácteos. Entre éstas se encuentran diversas especies de *Lactobacillus, Bifidobacterias, Estreptococos* y *Enterococos*. Aunque los probióticos se han empleado para una enorme variedad de condiciones y enfermedades, lo cierto es que su eficacia se encuentra bien definida en un importante número de problemas entre los que cabe destacar las diarreas infecciosas, (principalmente de origen vírico y algunas bacterianas), siempre y cuando su administración se efectúe en las primeras 48 horas, estando recomendadas principalmente algunas entre las que se encuentran Lactobacillus rhamnosus GG y las de la levadura *Saccharomyces boulardii*. Los probióticos no sólo son capaces de prevenir infecciones digestivas, sino también respiratorias y otorrinonaringológicas, especialmente las otitis medias. Un estudio muy reciente concluye que los niños alimentados con un suplemento de probióticos (que incluyen las especies *Lactobacillus rhamnosus* GG y *Bacillus lactis*) muestran una incidencia menor de estas infecciones respecto a los niños no alimentados con dichos suplementos. Otros beneficios de los probióticos se han descrito en las diarreas por excesivo uso de antibióticos (diarreas post-antibióticas), en la enfermedad inflamatoria intestinal, en el síndrome de intestino irritable y en la prevención de alergias, principalmente la dermatitis atópica y el asma.

CAPÍTULO 13

INMUNOTOXICOLOGÍA. ENVENENANDO AL SISTEMA INMUNE

CAPÍTULO 13

INMUNOTOXICOLOGÍA. ENVENENANDO AL SISTEMA INMUNE

Como estamos viendo, el sistema inmune es una estructura muy compleja y dinámica. Esto lo hace muy susceptible a la acción tóxica de numerosos agentes que se encuentran en la naturaleza o a productos elaborados y sintéticos. Las sustancias químicas extrañas capaces de alterar los procesos biológicos normales y producir enfermedad reciben el nombre de xenobióticos.

En 1973, saltó a la palestra la noticia de que un grupo de granjeros de Michigan, después de haberse expuesto a un producto químico industrial (bifenilos polibromados –PBBs-), empezaron a manifestar múltiples y graves disfunciones inmunológicas. Esta noticia fue el inicio de una nueva era en la historia de las enfermedades del hombre, dando origen a la inmunotoxicología, que se define como la rama de la inmunología que estudia los efectos de estos agentes nocivos o xenobióticos sobre el sistema inmunológico.

Venenos

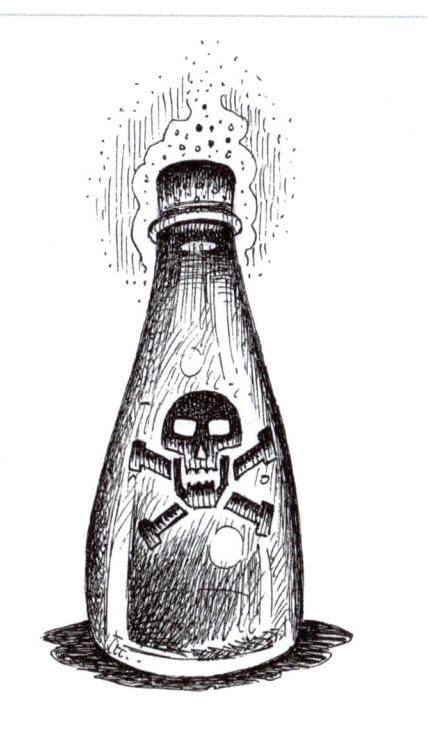

Los fenómenos de inmunotoxicidad son mucho más frecuentes de lo que uno pueda imaginarse. Pensemos en el número no desdeñable de enfermos que padecen enfermedades alérgicas, cutáneas, respiratorias, oncológicas y autoinmunes, que se ven agravadas, e incluso inducidas, por estos compuestos que alteran e intoxican el sistema inmune.

Igualmente, la exposición prolongada a determinados productos químicos como plaguicidas y biocidas utilizados en agricultura, o productos derivados del benceno utilizados en pinturas y combustibles, entre otros, incrementa el riesgo o son responsables directos del padecimiento de cánceres que afectan al sistema inmunológico (leucemias y linfomas).

Estas mismas sustancias y otros contaminantes medioambientales (bifenilos policlorados, DDT, dioxinas, etc.) pueden ser también responsables de procesos de inmunodepresión que conllevan un riesgo aumentado de infecciones letales y de cáncer. De hecho, detrás de la muerte de miles de mamíferos marinos (focas y delfines principalmente), acontecidas desde los años ochenta, puede estar como causa principal la acumulación de dichos compuestos en los tejidos de estos animales, por el consumo de peces contaminados dentro de la cadena trófica. Y, aunque finalmente la muerte de estas focas y delfines se achacó a una infección por un virus similar al que produce la enfermedad llamada "moquillo" en los perros, se sospecha que, "por debajo de esta infección vírica", fue determinante la acción de estos contaminantes sobre el sistema inmunológico de los animales, procurando un daño inmunotóxico que deprimió la capacidad de respuesta frente a este virus patógeno.

Otro ejemplo de enfermedad inmunológica asociada con la exposición a una sustancia tóxica lo tenemos en el síndrome del aceite de colza (síndrome del aceite tóxico), que afectó a más de 20.000 personas en España en 1981. Se sospecha que la ingestión y metabolización de este aceite dio lugar a la formación de determinados compuestos químicos que produjeron profundas alteraciones del sistema inmunológico, induciendo reacciones y cuadros inflamatorios y de autoinmunidad muy graves.

Entre los factores que pueden hacer a un individuo más o menos susceptible a una sustancia tóxica, se encuentran:

- **Predisposición genética.** Hay personas que genéticamente son más sensibles que otras a determinadas toxinas.
- **Edad.** Tanto las personas y animales muy jóvenes como los muy mayores resultan más afectados por estos compuestos.
- **Malnutrición.** Tanto la desnutrición como la obesidad son factores que determinan una mayor susceptibilidad a los xenobióticos.
- **Adicciones o hábitos tóxicos.** Alcohol, tabaco, cocaína, heroína, etc. son venenos cuyos efectos se suman y entran en sinergia con la de otros xenobióticos.

- **Enfermedades crónicas.** Las personas que padecen infecciones crónicas, cáncer o enfermedades autoinmunes son más sensibles al efecto de estos tóxicos.

- **Embarazo.** Las mujeres gestantes son especialmente susceptibles a la acción de los xenobióticos.

Son muchos los xenobióticos que pueden afectar al sistema inmunológico, describiéndose un incremento constante del número de compuestos que pueden alterar su funcionamiento:

- **Fármacos.** Muchos tienen efectos "estresantes" sobre el sistema inmunológico. Entre éstos se sitúan muchos antibióticos, antivirales, antifúngicos, antiparasitarios tranquilizantes, antipsicóticos, antiepilépticos, anti-parkinsonianos, antihipertensivos, antianginosos y antiarrítmicos, antidiabéticos, antitiroideos y hormonas sexuales (incluyendo los contraceptivos orales), antialérgicos, broncodilatadores, anticoagulantes, expansores del plasma, factores de coagulación e inhibidores de la agregación plaquetaria, antiinflamatorios no esteroídeos, corticosteroides, antiartríticos y medicinas para la gota, antitumorales y medicamentos para evitar el rechazo de trasplantes.

- **Drogas.** Muchas evidencias demuestran la inmunotoxicidad del tabaco, el alcohol, la marihuana, la cocaína, la heroína, las anfetaminas y otras drogas similares, incluida la metadona, frecuentemente usada en el tratamiento de la drogadicción, es un potente inmunosupresor. En las personas adictas a drogas psicotrópicas se encuentran alteraciones de diferentes parámetros inmunológicos.

Pesticidas

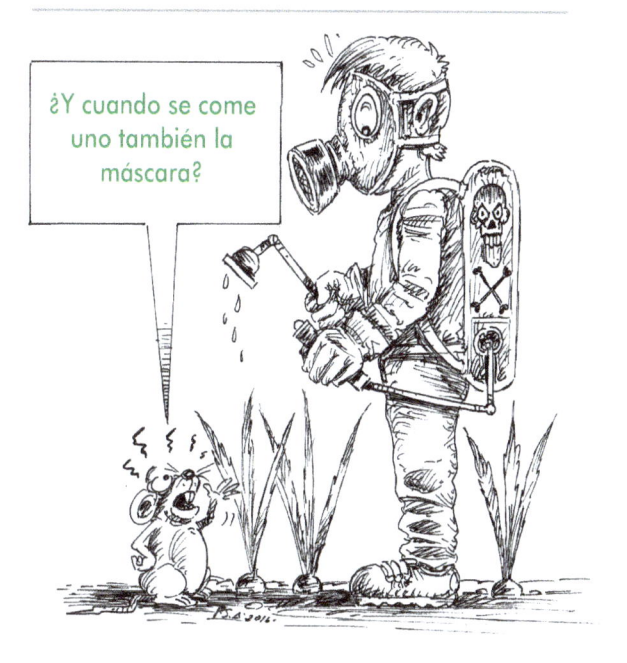

- **Contaminantes ambientales.** Constituyen legión la cantidad de contaminantes ambientales provenientes de la industria química que generan inmunotoxicidad: Metales pesados, pesticidas y biocidas, hidrocarbu-

Tabaco

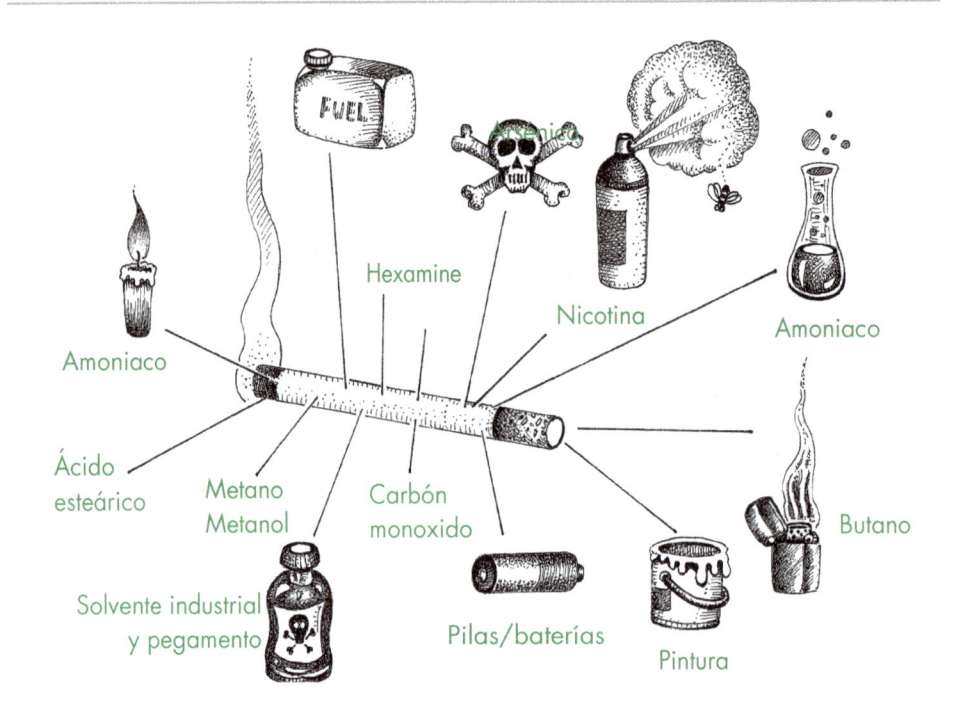

- Amoniaco
- Ácido esteárico
- Metano
- Metanol
- Solvente industrial y pegamento
- Hexamine
- Carbón monoxido
- Pilas/baterías
- Arsénico
- Nicotina
- Amoniaco
- Pintura
- Butano

ros alifáticos y aromáticos, alcoholes, fenoles y derivados, contaminantes del aire, incluidos los gases producidos por diferentes motores, dióxido de nitrógeno, ozono, ácido sulfúrico, aditivos y conservantes alimentarios, envases plásticos, recubrimientos de latas de conserva, derivados del petróleo, componentes de pinturas, bifenilos policlorados, dioxinas, etc. Todos ellos constituyen un arsenal de "basura química" que es eliminada en grandes cantidades por la industria y que contamina nuestros ríos, mares, lagos, charcas, aire, alimentos, piel y órganos internos.

- **Radiaciones.** Está más que documentada la íntima relación entre las radiaciones y su capacidad para producir daños significativos al sistema inmunológico, existiendo una relación directamente proporcional entre las alteraciones de las células inmunológicas y la cantidad y tipo de radiación que estas reciben. Tanto es así, que las infecciones son la causa más frecuente de mortalidad en las personas y animales sometidos a este tipo de radiaciones. Se ha demostrado que radiaciones como la ultravioleta (UV) producen profundos efectos a nivel local y general en el sistema inmune. La exposición de la piel a la radiación UV induce a las células de la epidermis (queratinocitos) a producir una serie de sustancias cuyo efecto final es la inmunosupresión de la piel, lo que predispone al padecimiento de severas infecciones y cáncer a este nivel. La cara positiva de este efecto sobre la inmunidad es que este mismo fenómeno que producen los rayos UV (y sobre todo determinados tipos de radiación ultravioleta) se aprovecha para el tratamiento (fototerapia) de enfermedades inmunitarias de la piel como la psoriasis, el vitíligo y la dermatitis atópica entre otras.

13.1 Efectos de los xenobióticos en el sistema inmune

Entre los múltiples efectos que todos los contaminantes pueden tener en nuestro sistema inmunológico y en el de los animales destacan:

13.1.1 Disminución de las defensas o inmunosupresión

Como ya se ha comentado, determinados medicamentos inducen "inmunosupresión terapéutica". Igualmente, exposiciones prolongadas a productos químicos como el plomo y sus derivados - derivados del benceno, plaguicidas y biocidas utilizados frecuentemente en agricultura - pueden generar efectos supresores de la inmunidad.

13.1.2 Hipersensibilidad

Numerosos productos y compuestos químicos pueden generar reacciones de hipersensibilidad alérgica que pueden aparecer inmediatamente después de la exposición en forma de rash cutáneo (manchas rojas en la piel, eccema,..), rinitis (picor y mucosidad nasal), asma bronquial, diarrea o incluso llegar a una anafilaxia (reacción alérgica extrema), que puede poner en grave peligro la vida de las personas. Entre los xenobióticos que causan con mayor frecuencia este tipo de reacciones encontramos picaduras de insectos (abejas, avispas, mosquitos, etc.), aditivos alimentarios, cosméticos, antibióticos (como las penicilinas, cefalosporinas y otros) y muchas plantas (fitoquímicos).

Otro tipo de reacción de hipersensibilidad descrita es la llamada hipersensibilidad tardía que, como su descripción indica, puede manifestarse más tardíamente (entre las 48 y 72 horas del contacto). Este tipo de reacción se observa, por ejemplo, en personas expuestas al cemento, algunos colorantes, cosméticos, gomas (látex) o metales presentes en bisutería.

13.1.3 Autoinmunidad

Algunos xenobióticos pueden dar lugar al desarrollo de una enfermedad autoinmune o exacerbarla si ya está presente, pudiendo reactivarla. Existen medicamentos y otros compuestos químicos, como los metales pesados, que pueden originar o agravar enfermedades de este tipo en humanos y en animales, induciendo la formación de anticuerpos que van dirigidos contra células y tejidos propios. Estos "auto-anticuerpos" pueden ir bien contra los glóbulos rojos (anemia hemolítica autoinmune), contra las plaquetas (trombocitopenia autoinmune), las células madre de todas las células sanguíneas (aplasia medular), las células del tiroides productoras de hormonas tiroideas (tiroiditis de Hashimoto) y, en general, contra cualquier célula, tejido u órgano del cuerpo.

13.1.4 Cánceres del sistema inmunológico

Actualmente está más que comprobado que la exposición a algunos compuestos tóxicos ambientales no sólo puede producir los efectos ya descritos, sino que también son capaces de inducir todo tipo de procesos cancerosos, teniendo especial relevancia los que afectan al sistema inmunológico (principalmente leucemias y linfomas). Aunque algunas de estas enfermedades se sospecha que están asociadas a agentes infecciosos como virus (virus de Epstein-Barr principalmente: un tipo de herpesvirus), estas enfermedades y otras también se han descrito en personas expuestas a determinados xenobióticos.

Contaminantes ambientales como el benceno, molécula omnipresente, ya que se emplea como disolvente para la producción de pinturas, pesticidas, plásticos, caucho y como aditivo en la gasolina, se ha asociado al padecimiento de aplasia medular (recuerde: incapacidad para producir células sanguíneas por parte de la médula ósea).

Otro de los efectos de la exposición crónica al benceno es la leucemia, un tipo de cáncer donde se producen glóbulos blancos anormales e incapaces de llevar a cabo su función de combatir infecciones, además de producir anemia y hemorragias.

Numerosos estudios han puesto de manifiesto que el benceno puede producir otra serie de daños al sistema inmune como linfomas (cáncer de órganos linfáticos), anemias y trombocitopenias (destrucción y disminución de las plaquetas)

Investigaciones pasadas y presentes están poniendo en evidencia que otros compuestos químicos, como algunos plaguicidas y biocidas empleados en agricultura, tienen efectos similares al benceno en cuanto a su capacidad para inducir algunos tipos de cáncer, y muy especialmente, cánceres del sistema inmunológico.

Personalmente pienso que esta exposición diaria y masiva a numerosos productos xenobióticos es un factor muy importante a tener en cuenta como uno de los responsables de la "epidemia" de enfermedades inmunológicas que afectan a los países industrializados o desarrollados.

CAPÍTULO 14

EJERCICIO E INMUNIDAD: EJERCITANDO LAS DEFENSAS

CAPÍTULO 14

EJERCICIO E INMUNIDAD: EJERCITANDO LAS DEFENSAS

Actualmente existe un gran interés en la adquisición de estilos de vida saludables mediante la práctica de ejercicio de manera regular. Y es que el ejercicio físico se ha convertido en una parte integral para la prevención y el tratamiento de un gran número de enfermedades en las que está involucrado el sistema inmunitario, tales como las cardiovasculares (infarto de miocardio, ictus,..), el cáncer, la artritis reumatoide y hasta el SIDA, por lo que se desarrollan investigaciones para comprender cómo el ejercicio interviene en el desarrollo de la enfermedad y en el pronóstico del paciente.

Existen numerosas publicaciones acerca de la inmunología deportiva desde finales del siglo XIX, pero no es hasta mediados de los años ochenta cuando un considerable número de investigadores en todo el mundo dirigen sus medios hacia esta área.

Inmunidad y deporte

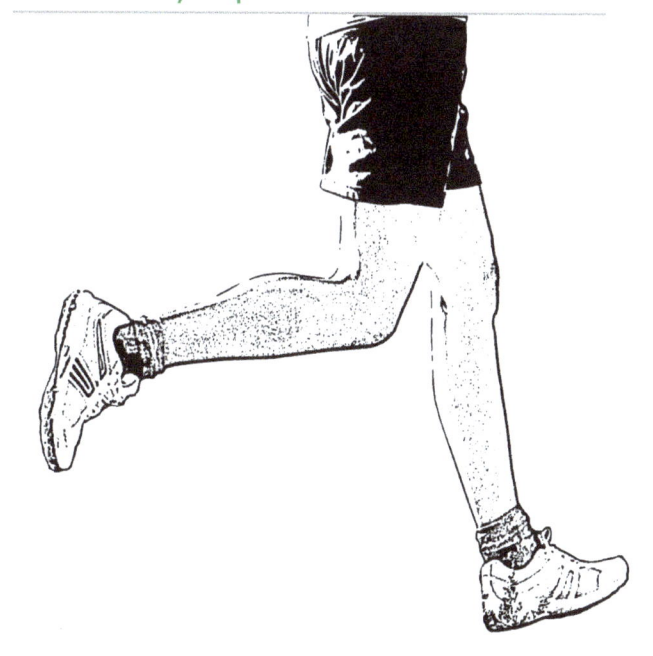

Muchas de las respuestas inmunitarias al ejercicio se encuentran asociadas a cambios en las hormonas del estrés, y es que el ejercicio causa profundos cambios en nuestras defensas. La naturaleza y magnitud de esos cambios depende de diversos factores como el tipo, intensidad y duración del ejercicio, la forma física de cada persona y factores ambientales como la temperatura y la humedad.

Tanto los intensos entrenamientos y competiciones como la inactividad física se relacionan con un mayor riesgo de padecer diferentes enfermedades. Hay encuestas en las que se puede observar la preocupación de los entrenadores con respecto al sobreentrenamiento y su influencia negativa en el sistema inmunitario. Deportistas, entrenadores y fisioterapeutas saben que los atletas son susceptibles de padecer infecciones (principalmente de vías respiratorias altas con mucosidad, congestión nasal y dolor de garganta), y muy especialmente aquellos que practican disciplinas de gran dureza y que requieren altos niveles de entrenamiento. El riesgo de estas infecciones está demostrado que aumenta en periodos de entrenamiento intenso y en el periodo de 1 a 2 semanas posteriores a la competición.

En estas encuestas realizadas, es común la creencia entre los entusiastas del *fitness* de que el ejercicio regular confiere resistencia frente a las infecciones, cuando suele ocurrir justo lo contrario. La relación entre ejercicio e infecciones respiratorias puede seguir un modelo en forma de "J" (Gráfica 1). Este modelo sugiere que, aunque el riesgo de enfermedad decrece realizando ejercicio moderado en comparación con una persona sedentaria, también puede aumentar por encima de la media cuando nos encontramos ante periodos intensos de ejercicio. Hoy en día hay muchas más evidencias que relacionan un fuerte esfuerzo físico con el aumento del número y gravedad de las infecciones.

Inmunidad y deporte

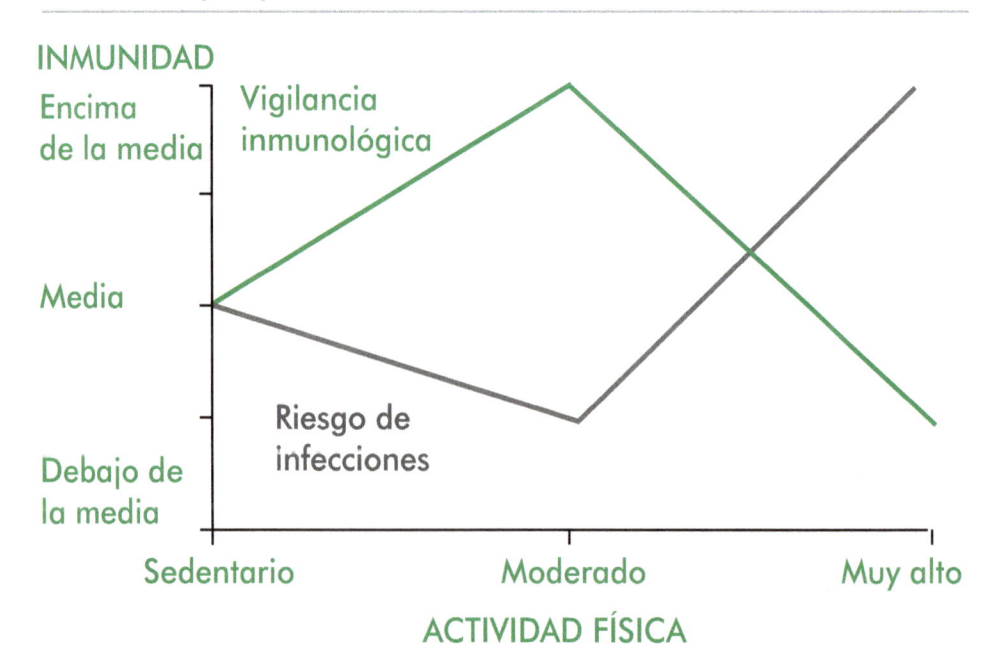

En el modelo en "J" sobre ejercicio y riesgo de enfermedad respiratoria, es correcto pensar en que un ejercicio moderado disminuye el riesgo de padecer infecciones respiratorias, mientras que, en periodos de ejercicio intenso, aumentan las posibilidades de tener una inmunosupresión o "bajada defensiva" que afecte a la respuesta del individuo frente a los desafíos diarios que nos plantea el medio exterior.

Efectivamente, el ejercicio puede inducir cambios dramáticos en el número y distribución de las células de defensa, y la mayoría de estos cambios parecen estar mediados por las hormonas liberadas por el estrés, como corticoesteroides y catecolaminas (adrenalina). Si el nivel de ejercicio es moderado, los leucocitos o glóbulos blancos circulantes en sangre pueden incrementarse hasta cuatro veces y pueden continuar su aumento después del mismo pero, si éste es muy intenso, entonces se puede presentar disminución en el número de estas células inmunológicas.

No sólo esto: la práctica deportiva extenuante produce la liberación de diferentes moléculas (citoquinas), incluyendo aquellas que están involucradas en la inflamación. En general, estas citoquinas o sustancias inflamatorias son liberadas sólo después de prolongados o extenuantes ejercicios que producen daño en el músculo por sobreesfuerzo.

Igualmente, periodos largos de ejercicio intenso pueden producir una disminución significativa en la producción de anticuerpos y, especialmente, de la IgA (el anticuerpo que defiende a las mucosas respiratoria, digestiva y genitourinaria). Por consiguiente, la actividad deportiva intensa puede asociarse a altos niveles de inflamación y/o inmunodepresión, mientras que el ejercicio moderado no disminuye de manera notable estos parámetros, induciendo un estado anti-inflamatorio.

Una cuestión frecuente entre los deportistas es si los suplementos nutricionales pueden beneficiar su respuesta inmune. Por esto muchos atletas consumen diferentes tipos de suplementos nutricionales en la creencia de que mejorarán el rendimiento y su respuesta inmunitaria. Recientemente se ha demostrado que la suplementación con hidratos de carbono (HC), antes y durante el ejercicio, es capaz de modular varios aspectos de la respuesta inmunitaria. Por ejemplo, el consumo de bebidas con HC durante el ejercicio disminuye de forma significativa la inflamación asociada al ejercicio extenuante. Esto puede ser debido a que mantener los niveles de glucosa durante el ejercicio disminuye la liberación de cortisol (una hormona inmunosupresora fabricada internamente por las glándulas suprarrenales, dos pequeños "gorros" situados encima de los riñones).

La glutamina y la vitamina C han atraído también bastante el interés de la comunidad deportiva con el fin de reducir el riesgo de infecciones respiratorias (IR) por sobre-entrenamiento. Se ha comprobado que la incidencia de síntomas de IR durante las dos semanas siguientes después de una maratón fue reducida en más de un 50% en corredores que fueron suplementados con Vitamina C (600 mg), tres semanas antes de la carrera. Estos mismos resultados se han visto con la administración del aminoácido glutamina.

Aunque los atletas pueden incrementar el riesgo de padecer enfermedad respiratoria durante periodos de entrenamiento intenso, éstos están aparentemente menos interesados en disminuir la intensidad de su entrenamiento y son más receptivos a la ingesta de fármacos y suplementos nutricionales que puedan ayudar al control de la inflamación y de las alteraciones a nivel inmune.

Hay datos preliminares de que algunos fármacos inmunomoduladores pueden proveer a los atletas de cierta protección frente a la inflamación y frente a las alteraciones inmunológicas e infecciones que se producen durante periodos de competición. Sin embargo, algunos fármacos como la indometacina (un anti-inflamatorio no esteroideo), cuando se ha administrado a atletas antes del ejercicio, han demostrado no presentar un gran efecto en la prevención de estos cambios.

Por lo tanto, si queremos disminuir el riesgo de padecer infecciones debidas al esfuerzo intenso se deben seguir unas pautas:

- Mantener los niveles de estrés al mínimo (estrés mental).
- Llevar una dieta equilibrada para tener unos niveles óptimos de vitaminas y minerales.
- Evitar el sobreentrenamiento y la fatiga crónica.
- Realizar unas pautas de sueño adecuadas y regulares.
- Evitar la pérdida de peso de manera muy rápida.

Antes de grandes competiciones, evitar lugares con mucha gente y personas enfermas a tu alrededor, así como poner las manos en la nariz u ojos (ruta importante de autoinoculación de virus).

Para atletas que compitan en invierno, la vacunación frente a la gripe es recomendable.

Por consiguiente, y a modo de síntesis, demasiado ejercicio extenuante produce inflamación e inmunodepresión, mientras que un ejercicio moderado es fuente de efectos inmunoestimulantes y anti-inflamatorio…¡¡¡Atentos a la hora de machacarnos en los gimnasios!!!

CAPÍTULO 15

PSICONEUROINMUNOLOGÍA: DIME COMO PIENSAS Y SIENTES, Y TE DIRÉ COMO TE DEFIENDES

CAPÍTULO 15

PSICONEUROINMUNOLOGÍA: DIME COMO PIENSAS Y SIENTES, Y TE DIRÉ COMO TE DEFIENDES

Que las emociones y los acontecimientos estresantes influyen en nuestro estado de salud y enfermedad no es ningún secreto. Recuerdo con una cierta mezcla de decepción e impotencia una historia que me ocurrió hace unos veinticinco años, cuando hacía mi doctorado en Neuroinmunología. En aquel entonces acudió a la Facultad un eminente catedrático de Inmunología, especializado en Inmuno-oncología (o lo que es lo mismo, de cómo se defiende el sistema inmune ante la presencia de una tumor, neoplasia o cáncer). Impartió una muy buena conferencia sobre el tema y, cuando llegó el turno de preguntas, le hice el comentario de que no había hablado absolutamente nada sobre un aspecto importante de la inmunidad en cualquier enfermo en general y en el paciente oncológico en particular; ¡¡¡no había hecho mención a sus pensamientos, sentimientos y emociones, y en cómo estos podían influir de forma positiva o negativa en la capacidad inmunológica general del enfermo y, en particular, frente al cáncer que éste padecía!!!.

La disciplina que se encarga de estudiar la relación existente entre nuestra psique, el sistema nervioso, sistema endocrino y sistema inmune se denomina –prepárese-: Psiconeuroendocrinoinmunología o, de forma más abreviada Psiconeuroinmunología (PNI). La PNI nace en la década de los cincuenta y se han acumulado en los últimos cuarenta años multitud de evidencias de cómo la alteración en estos sistemas nervioso, endocrino e inmune puede originar o agravar enfermedades de todo tipo.

Pero continuemos con mi "relato traumático". Entonces la PNI estaba bastante

Depresión

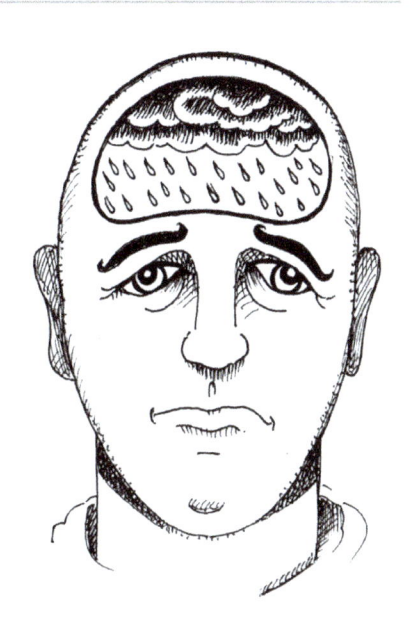

Elementos y factores

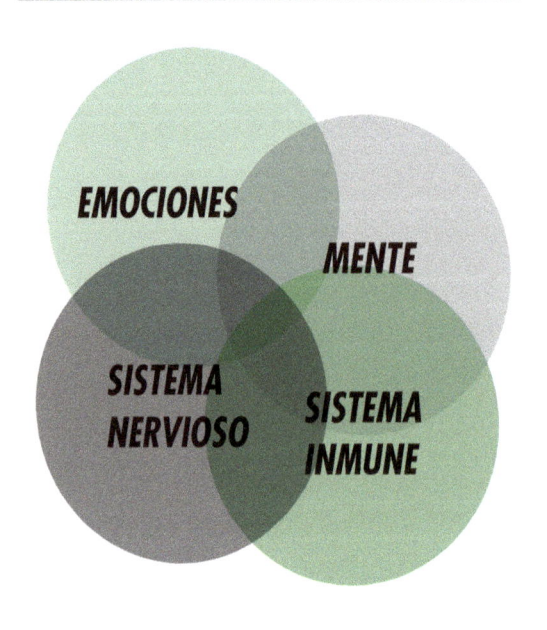

EMOCIONES

MENTE

SISTEMA NERVIOSO

SISTEMA INMUNE

avanzada, aunque era una completa desconocida a nivel, incluso, de los especialistas en Inmunología. Lo cierto es que, en respuesta a mi cuestión e interés, este señor catedrático y el resto de los asistentes al evento me miraron con aire de extrañeza, e incluso algunos, con cara de verdadero horror y rechazo. La respuesta fue tajante, ya que en escasas palabras me vino a decir que lo que estaba preguntando era poco más o menos que una tontería, despreciando por completo cualquier tipo de comentario o argumentación al respecto de lo que ya "sabíamos". Veinticinco años después, se ha generado una abundantísima literatura sobre este tema y las investigaciones revelan algo que, a mi entender, resulta majestuoso, y es que existe una íntima relación entre nuestro sistema nervioso, sistema endocrino y sistema inmunitario. Los tres sistemas "se hablan entre sí". Por lo tanto, el cómo pensamos y sentimos tiene una influencia brutal sobre estos sistemas que se encuentran estrechamente interrelacionados.

Actualmente disponemos de numerosos estudios que ponen de relieve el efecto del estrés y otros trastornos psicológicos sobre nuestras defensas. Existen indicios de cómo la manera de afrontar el estrés, el estado anímico y la psicoterapia inciden de forma directa sobre la evolución y la supervivencia de pacientes con enfermedades graves como el SIDA, el cáncer de mama o en personas con riesgo de enfermedad cardiovascular (infarto de miocardio e ictus principalmente). Los estímulos ambientales, condiciones psicosociales o los eventos estresantes tienen efecto sobre el sistema nervioso, que responderá con una serie de señales químicas que acabarán afectando al sistema endocrino y al sistema inmune. Asimismo, el sistema Inmune, en respuesta a infecciones o procesos inflamatorios, enviará sus citoquinas al torrente sanguíneo y alcanzarán el cerebro, produciendo fiebre, falta de apetito y decaimiento, modificando nuestra conducta y comportamiento, volviéndonos depresivos, melancólicos e incluso, agresivos en algunos casos. La desgana, el insomnio o la somnolencia y la disminución de la actividad social y sexual no son sino la respuesta específica que el cerebro da al mensaje que el sistema inmune envía desde el foco infeccioso, tumoral o inflamatorio.

Debido a que el estado mental puede afectar a la inmunidad, determinados procesos psicológicos pueden influir en la evolución y desenlace de las enfermedades. Numerosas investigaciones muestran la conexión existente entre el estrés, las alteraciones del sistema inmune, y el incremento de diversas enfermedades infecciosas (infecciones respiratorias, mononucleosis infecciosa, herpes genital y muchas otras). Desde mediados del siglo pasado se conoce la relación del resfriado común con situaciones emocionales y se observa que los niveles de anticuerpos frente al virus y la intensidad de los síntomas se asocian con el grado de estrés psicológico y con la personalidad del individuo.

Igualmente los estudios anatómicos nos muestran cómo todos los órganos que componen el sistema inmune (timo, médula ósea, bazo, ganglios linfáticos), están inervados por el sistema nervioso. Además, por sorprendente que pudiera parecer, se ha demostrado, sin lugar a dudas, que las células inmunológicas son capaces de sintetizar también hormonas y muchos neurotransmisores, comportándose en parte como células endocrinas y nerviosas.

El sistema inmune también interviene en nuestros ritmos de sueño y vigilia, los llamados ritmos circadianos. El sueño y nuestro "estado inmune" se encuentran íntimamente relacionados. Por ejemplo, el sueño facilita la recuperación frente a las infecciones, mientras los problemas de sueño se asocian a un incremento en el riesgo de padecer infecciones, fibromialgia, cáncer y depresión.

15.1 Estrés e inmunidad

El estrés (laboral, social, de pareja, el ejercicio extremo, las temibles cartas certificadas de Hacienda y muchos otros) afecta a la función inmune. Los estresores agudos no solo producen cambios en la tasa cardiaca o en la tensión arterial, sino también en nuestras defensas. Existen numerosos ejemplos de cómo el estrés afecta a nuestra capacidad inmunitaria. Así, a nivel molecular, tanto el estrés como la depresión producen un menor índice de reparación del ADN, asociándose por otro lado a respuestas inflamatorias prolongadas. Algo tan aparentemente poco importante para algunos como es el estado civil, lleva parejo un determinado estado fisiológico que puede llegar a afectar a los sistemas cardiovascular, endocrino e inmune. Por ejemplo, se ha comprobado que las personas casadas tienen mejores sistemas inmunológicos que las solteras (aunque le pese a más de uno). Igualmente, el estatus socioeconómico influye sobre la salud: un bajo estatus produce un aumento de la morbilidad (aumento de la incidencia de enfermedades) y la mortalidad. Figúrese en los tiempos de crisis que corren, la influencia que esto está teniendo en la salud de la población, donde políticos corruptos y bancos se han convertido en los "nuevos agentes inmunosupresores sociales", aunque no estoy seguro de si son tan "nuevos".

La respuesta al estrés ocurre siempre y cuando exista una discrepancia entre lo que el organismo espera y lo que después ocurre realmente. No sólo es importante el tipo y la cantidad de estrés generado, sino también su duración. Mientras que los estresores agudos y breves, de pocos segundos o minutos, pueden producir estimulación al "alza" de nuestras defensas, el estrés crónico se asocia a una supresión total de la capacidad para producir buenas respuestas de anticuerpos, inactivando total o parcialmente a células inmunológicas como los ya vistos linfocitos NK y citotóxicos, que se encargan de aniquilar infecciones víricas y células tumorales.

La variabilidad individual en la forma de respuesta parece estar determinada por la manera en que el sujeto se enfrenta al factor estresante, lo que se conoce como afrontamiento o "resiliencia".

Tensión emocional y estrés

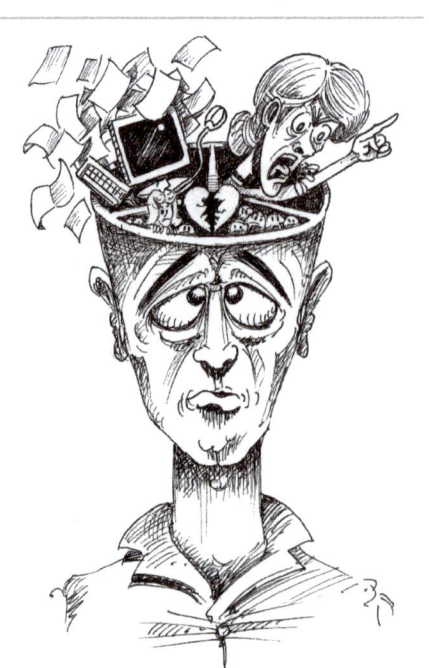

Tanta es la relación entre sistema nervioso e inmunitario, que fármacos empleados para tratar cuadros neuropsiquiátricos, como ansiolíticos y antidepresivos, pueden producir un efecto inmunomodulador negativo, o sea, a la baja. Igualmente se ha observado que las personas que están afectadas por alguna enfermedad inflamatoria responden peor, o incluso no responden, al tratamiento farmacológico con antidepresivos.

La suma del estrés junto con la edad, la dieta y el tipo de relaciones sociales, produce un "patrón inmune" propio de cada individuo del que depende su estado de salud o de enfermedad y, en último caso, qué tipo de enfermedad está propenso a sufrir. Experiencias estresantes en épocas muy precoces de la vida e incluso antes del parto pueden alterar las respuestas del sistema nervioso y del sistema inmune con efectos medibles en la respuesta vacunal en la adolescencia, en los niveles de cortisol en el adulto y en las alteraciones cardiovasculares y metabólicas del anciano.

15.2 Sentimientos, emociones e inmunidad

Son numerosos los estudios que se han realizado para dilucidar el efecto de los estados de ánimo positivo y negativo sobre la capacidad inmunitaria. Diversas investigaciones han demostrado que los niveles de anticuerpos son mayores en los días "positivos" que en los "negativos" o poco animados. Cuando experimentamos soledad, sobre todo la no escogida o no elegida, nuestro sistema inmune presenta menor capacidad para hacer frente a tumores e infecciones víricas. En los estudios de relaciones conyugales o de pareja, se ha encontrado que las mujeres separadas o divorciadas muestran alteraciones significativas de la inmunidad anti-viral y anti-neoplásica (anti-cáncer), debido a que sus células NK disminuyen en cantidad y en funcionalidad, cuando se las compara con mujeres "felizmente casadas". Igualmente, en hombres divorciados o separados se producen un mayor número de infecciones. Pero no sólo importa tu estado civil sino también, cómo no, si eres feliz o no en tu relación. Así, los matrimonios donde existen graves conflictos de pareja presentan un mayor descenso de las células NK. Por otro lado, y con respecto al apoyo social percibido, muchos estudios muestran que disponer de apoyo social se asocia a una mayor actividad NK e inmunitaria en general. Los individuos vacunados con buen apoyo social muestran mejor nivel de protección y de anticuerpos (o sea, que la vacuna es más efectiva) que los vacunados con pobre apoyo social.

15.3 Piel, mente e inmunidad

La piel constituye la primera línea de defensa del organismo frente a las infecciones, y el estrés psicológico ejerce un poderoso impacto sobre su función de barrera. El estrés crónico produce altos niveles de cortisol y otras hormonas que, entre otros efectos, suprime la producción de ácidos grasos protectores en la piel. Además, como ya vimos, la piel es capaz de producir una serie de sustancias antimicrobianas y el estrés crónico altera significativamente la producción de estos antibióticos naturales, haciéndola más sensible al establecimiento de infecciones.

Hoy sabemos que enfermedades como el acné, la psoriasis, la dermatitis atópica, la alopecia areata y la urticaria crónica guardan una estrecha relación con alteraciones psicológicas como el estrés, la ansiedad y la depresión. Además, se sabe que el estrés psicosocial puede actuar como desencadenante de reagudizaciones en enfermedades de la piel como la rosácea, liquen plano, diversos tipos de eczema y dermatitis seborreica. Tanto influye el estrés en estas enfermedades que, por ejemplo, se da la circunstancia de que el tratamiento con antidepresivos es capaz de mejorar la urticaria crónica. También en el caso de la dermatitis atópica existe abundante literatura científica que la asocia a trastornos de ansiedad y afectivos. Igualmente, en la psoriasis, el estrés psicosocial actúa como desencadenante en la mitad de los casos. Parece ser que un neurotransmisor, la sustancia P, que se produce durante el evento estresante, se eleva en la piel estimulando su inflamación.

15.4 Mente, infección y cáncer

Se calcula que, con seguridad, un 40%, y muy probablemente un 60% o más de los tumores, están relacionados con infecciones por diversos agentes infecciosos como el virus del papiloma, la bacteria *Helicobacter pylori* o el virus de Epstein-Barr (un virus de la familia de los herpes responsable de enfermedades como la mononucleosis infecciosa o "enfermedad del beso", el cáncer nasofaríngeo y algunos tipos de linfomas). Como ya se verá en el capítulo dedicado a la inmunidad y al cáncer, el sistema inmune juega un papel primordial en la vigilancia frente a la aparición de tumores, en la prevención de su progresión y en la diseminación del mismo a través de la llamada "metástasis".

Varios estudios demuestran que las alteraciones psicológicas alteran a su vez la inmunidad, pudiendo contribuir esto a la aparición y progresión del cáncer. Como ya se ha comentado hasta la saciedad, la actividad de las células NK "asesinas de células tumorales", puede bajar de forma muy importante durante el desarrollo de estas alteraciones psicológicas. Es cierto que los distintos tipos de cáncer son enfermedades muy diferentes y que tanto las variables psicológicas como las inmunológicas pueden jugar un papel más importante en unos y menos en otros.

Hemos visto cómo la depresión se asocia íntimamente con cambios inmunológicos. Algunos estudios muestran que las personas que obtienen mayores puntuaciones en la escala de gradación de la depresión duplican el riesgo de morir de cáncer frente a los menos deprimidos. Las personas que sufren depresión y desesperanza de larga duración tienen mayor probabilidad de desarrollar un cáncer en 10 años de seguimiento. Además, la depresión se ha relacionado con marcadores de progresión de la enfermedad y con supervivencias más cortas en pacientes diagnosticados de cáncer. En estos pacientes, disponer de un mayor acceso a apoyo social se asocia con mejores indicadores pronósticos. El apoyo parece tener mejores efectos en jóvenes que en ancianos y en mujeres que en hombres.

15.5 Personalidad y enfermedades autoinmunes

Las enfermedades autoinmunes están causadas por variables genéticas y ambientales que interactúan entre sí. El papel del estrés ha sido investigado en relación con el padecimiento de estas enfermedades, poniéndose en evidencia el rol que éste juega en el desarrollo y evolución de procesos autoinmunes. Estudios recientes demuestran que aquellas personas que han experimentado múltiples acontecimientos traumáticos (cualquier tipo de abuso, divorcio, violencia doméstica, drogadicción o alcoholismo paterno/materno,...) durante la infancia, presentan un incremento de incidencia en el padecimiento de enfermedades autoinmunes cuando llegan a la edad adulta.

Las enfermedades autoinmunes que afectan al tiroides son básicamente dos: la tiroiditis de Hashimoto, que conlleva la destrucción de la glándula y el desarrollo de hipotiroidismo, y la enfermedad de Graves-Basedow, donde el sistema inmune produce anticuerpos que funcionan imitando a la hormona que activa el tiroides, produciéndose finalmente hipertiroidismo. Pues bien, se ha observado que hasta un 77% de los pacientes con enfermedad de Graves-Basedow (hipertiroidismo autoinmune) desarrollaron la enfermedad después de un evento estresante como una cirugía, un embarazo no deseado, un accidente de automóvil o la pérdida de algún ser querido. Una interesantísima observación, reportada a nivel histórico, fue el incremento a niveles "epidémicos" de esta enfermedad en Dinamarca, coincidiendo con la ocupación nazi en la segunda guerra mundial.

Algo similar ha sido descrito con otras enfermedades autoinmunes como la diabetes tipo 1, donde el sistema inmune ataca despiadadamente a las células del páncreas que producen insulina. En ésta, hasta el 75% de los casos desarrollados se asociaron a eventos estresantes. Un estudio documentó que el 56% de los casos se dieron a raíz de alguna pérdida de un ser querido o de separaciones, mientras que en otro 24% de los casos se detectaron disrupciones sociales más sutiles.

Igualmente, se está investigando el posible papel que tiene la personalidad en el desarrollo de estas patologías. Hace ya más de 1.000 años, un médico persa llamado Razi concluyó que la incapacidad para expresar la agresividad interna era la raíz de la "condición artrítica". Obviamente esto no es tan simple, aunque las investigaciones actuales reafirman la intensa relación existente entre la personalidad y el padecimiento de enfermedades como artritis reumatoide, espondilitis anquilosante, enfermedad de Crohn, colitis ulcerosa, lupus o esclerosis múltiple. En relación a los enfermos de artritis reumatoide, se ha observado que un alto porcentaje de ellos se describen a sí mismos como perfeccionistas, tensos, ansiosos e introvertidos, huyen de los conflictos y muestran tendencia al auto-sacrificio. En la esclerosis múltiple y el lupus se han descrito alteraciones como déficits afectivos relacionados con el desarrollo de la enfermedad, pues hay estudios que indican una fuerte relación de los brotes o reactivaciones de la enfermedad con eventos estresantes.

Hasta el 70% de los pacientes con enfermedades autoinmunes, como artritis reumatoide, esclerosis múltiple o lupus eritematoso, experimentan depresión. Hoy sabemos que los pacientes con depresión tienen concentraciones significativamente mayores de citoquinas inflamatorias que actúan sobre el cerebro disminuyendo los niveles de serotonina, un neurotransmisor cuya deficiencia se asocia a la aparición de los síntomas depresivos. De esta forma, la depresión en un paciente afectado por una enfermedad autoinmune puede agravar ésta y, al contrario, una enfermedad autoinmune activa puede generar muchísimas de estas citoquinas, que finalmente pueden instaurar un estado depresivo.

CAPÍTULO 16

EL CUERPO CONTRA SÍ MISMO: EL DRAMA DE LAS ENFERMEDADES AUTOINMUNES

CAPÍTULO 16

EL CUERPO CONTRA SÍ MISMO: EL DRAMA DE LAS ENFERMEDADES AUTOINMUNES

El término "autoinmunidad" entraña y refleja en sí mismo un error garrafal de nuestro sistema inmunitario: el de reconocer nuestros órganos, tejidos y células propias como ajenas y extrañas a las que hay que atacar y destruir. Se conocen más de 80 tipos de enfermedades autoinmunes diferentes. Alrededor del 5 al 7 por cien de la población padece algún tipo de enfermedad autoinmune y su incidencia va dramáticamente en aumento.

Ningún órgano del cuerpo se escapa de sufrir este daño "auto-infligido". Hay individuos en los cuales su sistema inmunitario reconoce como "enemigo" a determinados componentes del cerebro, lo cual determina el ataque y destrucción de miles de neuronas, pudiendo llegar a producir una enfermedad muy seria: la esclerosis múltiple. En otros casos, el órgano atacado puede ser el tiroides, dando lugar a la tiroiditis de Hashimoto (en honor a su descubridor), en la que se da la destrucción de una importante cantidad de tejido tiroideo pro-

Relación de algunas enfermedades autoinmunes

- Tiroiditis de Hashimoto
- Enfermedad de Graves-Basedow (Hipertiroidismo autoinmune)
- Anemia perniciosa
- Gastritis atrófica autoinmune
- Enfermedad de Addison
- Diabetes tipo 1 o "juvenil"
- Síndrome de Goodpasture
- Miastenia gravis
- Pénfigo vulgar
- Penfigoide
- Oftalmia simpática
- Anemia hemolítica autoinmune
- Púrpura trombocitopénica idiopática
- Neutropenia autoinmune
- Cirrosis biliar primaria
- Hepatitis autoinmune
- Cirrosis criptogénica
- Colitis ulcerosa y Enfermedad de Crohn
- Artritis reumatoide
- Dermatomiositis
- Esclerosis sistémica
- Síndrome de Sjögren
- Esclerosis múltiple
- Lupus eritematoso sistémico

vocando un hipotiroidismo. Sus síntomas pueden ser aumento de peso, caída del cabello, piel seca, cansancio, intolerancia al frío, estreñimiento y tensión arterial baja. En otros casos, el sistema inmunológico se dedica a producir anticuerpos que interaccionan directamente con las células que fabrican hormonas tiroideas, estimulándolas a que produzcan más hormonas de la cuenta (Enfermedad de Graves-Basedow). Entonces se produce el efecto contrario, es decir, el hipertiroidismo, con tendencia a la pérdida de peso, sudoración profusa, taquicardia, nerviosismo, falta de concentración, diarrea, y exoftalmos (profusión exagerada de los ojos fuera de sus órbitas). Otro ejemplo de enfermedad autoinmune es la artritis reumatoide, donde el sistema inmunológico resuelve atacar y destruir indiscriminadamente las articulaciones. Y, por supuesto, probablemente la enfermedad autoinmune más conocida por parte del público en general sea la Diabetes Mellitus tipo I, en la que el sistema inmune acaba con las células productoras de insulina, hormona responsable del control de los niveles de glucosa en la sangre.

Estos son algunos ejemplos de enfermedades autoinmunes en las que el sistema inmunológico se "equivoca" y ataca a un órgano determinado. Es por esta razón que a éstas se las denominen enfermedades autoinmunes organoespecíficas (que atacan fundamentalmente a un órgano). Sin embargo, también cabe la posibilidad de que nuestras células inmunológicas declaren la guerra a prácticamente cualquier órgano del cuerpo, llevando a cabo un "ataque en masa" a un gran número de ellos en el mismo individuo. Es el caso de las enfermedades autoinmunes "no organoespecíficas o sistémicas" (que afectan a muchos órganos). Entre ellas, destaca como enfermedad modelo el llamado coloquialmente "Lupus", denominación abreviada para el LES (Lupus Eritematoso Sistémico). En esta en-

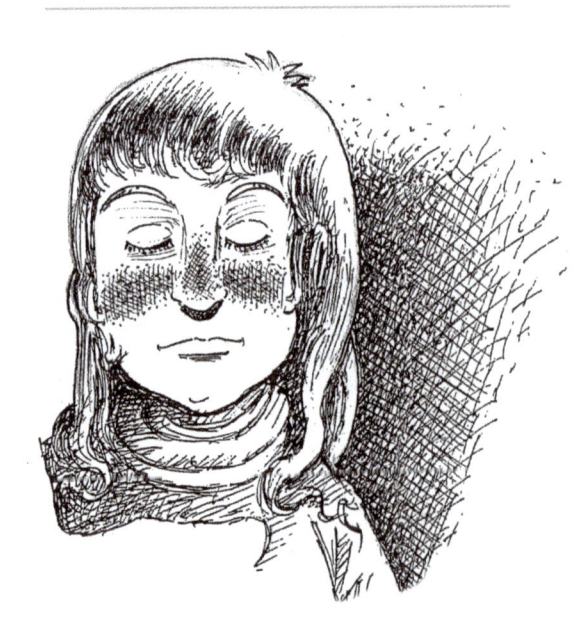

Lupus eritematoso sistémico

fermedad, el sistema inmune de la persona enferma reconoce como extraño tanto al ADN como a las proteínas insertadas en el mismo, las cuales se encuentran en el interior del núcleo de la célula. Como prácticamente todas las células de nuestro organismo tienen núcleo y ADN "empaquetado" en ellos, cualquier célula será susceptible de ser destruida. Los enfermos de LES desarrollan lesiones en distintos órganos (vasos sanguíneos –vasculitis-, membrana que envuelve el corazón –pericarditis-, articulaciones –artritis-, piel –dermatitis-, riñones –glomerulonefritis-, pulmón –neumonitis-, etc.).

La autoinmunidad supone una pérdida de la "tolerancia hacia uno mismo" (de la auto-tolerancia). Son muchos los factores involucrados en esta pérdida de la tolerancia. Entre ellos destacan:

- **Predisposición genética.** Se han descrito multitud de genes que pueden predisponer al desarrollo de enfermedades autoinmunes.

- **Edad y sexo.** Las personas mayores y las mujeres tienen tendencia a tener más enfermedades autoinmunes. Parece ser que los estrógenos de la mujer la hacen más susceptible al padecimiento de estas enfermedades, como por ejemplo el lupus, mientras que la testosterona de los hombres es un factor protector que disminuye el riesgo. En esta predisposición por sexos no siempre sale perdiendo la mujer, ya que hay enfermedades autoinmunes que son más frecuentes en los hombres como la llamada espondilitis anquilosante, una enfermedad inflamatoria de la columna vertebral que da lugar a que esta adquiera la forma y rigidez de una "caña de bambú".

- **Dieta, estrés y estilos de vida.** Hoy sabemos la importante e intensa relación que existe entre la dieta, los estilos de vida y el sistema inmunológico. Una alteración importante en alguno de estos factores puede inducir o agravar determinadas enfermedades autoinmunes. Como curiosidad, baste resaltar la reciente publicación de un artículo donde se afirma que el consumo exagerado de sal en la dieta incrementa los procesos inflamatorios e incluso puede llegar a originarlos, agravando los síntomas de la artritis reumatoide en estos enfermos. También se reconoce actualmente que, tanto el estrés como ciertos trastornos anímicos (depresión) y psiquiátricos (psicosis –esquizofrenia-), se asocian al padecimiento de enfermedades inmunológicas, tanto de inmunodeficiencia como de enfermedades autoinmunes. Igualmente se ha demostrado lo contrario, es decir, algunas enfermedades autoinmunes (esclerosis múltiple, lupus, artritis reumatoide,…) pueden dar lugar a trastornos psicológicos y neuropsiquiátricos que, en muchas ocasiones, pueden ser muy serios. La producción de citoquinas inflamatorias por parte del sistema inmune durante su ataque al órgano en cuestión es capaz de inducir esas alteraciones.

- **Factores ambientales.** Determinadas infecciones, tóxicos ambientales, fármacos y vacunas pueden actuar como mecanismos de "disparo" para ciertas enfermedades autoinmunes. Por ejemplo, numerosos estudios demuestran que fumar es un factor de riesgo que incrementa la incidencia y la severidad de la artritis reumatoide. Por el contrario, y paradójicamente, el tabaco es un factor "protector" en enfermos de colitis ulcerosa, enfermedad en la que el sistema inmunitario ataca indiscriminadamente a los tejidos del intestino grueso, dando lugar a alteraciones digestivas que, en ocasiones, son muy severas con diarreas (a veces con sangre), dolor abdominal, adelgazamiento y fiebre, entre otras.

16.1 Infecciones y autoinmunidad

Determinadas infecciones pueden inducir enfermedades autoinmunes. Como hipótesis se barajan algunos posibles mecanismos como el del "mimetismo molecular". Esta hipótesis se basa en que determinados gérmenes que producen infecciones pueden portar en su estructura algunas proteínas o antígenos que se parecen mucho a otras proteínas que son propias del individuo. Si este germen, con estructuras parecidas a las nuestras, toma contacto con el sistema inmune, este reaccionará frente a todas y cada una de las estructuras que este microbio lleva encima. Cuando las células inmunológicas reaccionan frente a estas estructuras o proteínas del microbio, parecidas a las nuestras, se van a generar una serie de células tanto efectoras como de memoria, especializadas en estas proteínas. Puede ocurrir que alguna de estas células, durante su discurrir por el cuerpo, pasen por un tejido que exprese una proteína similar a la de aquel microbio, aunque no la misma. Estas células pueden "equivocarse" y confundir ese tejido con aquel microbio con el que estuvo en guerra, reaccionando contra este como si de una infección se tratase. Ejemplos de esto lo tenemos en patologías como el síndrome de Guillain Barré, donde el sistema inmunológico induce un daño directo a los nervios periféricos de la persona, pudiendo hacer que se desarrollen síntomas de parálisis que pueden llegar hasta la parálisis respiratoria y el ingreso en una UCI. Este síndrome se asocia con frecuencia al padecimiento previo de una infección gastrointestinal por una bacteria llamada *Campylobacter jejuni*.

Sin embargo, y paradójicamente, se ha observado que, desde que han desaparecido de nuestro medio determinadas infecciones (tuberculosis, parasitosis, etc.), gracias a la adquisición de hábitos higiénicos, el uso de antibióticos y vacunas, se ha producido un incremento espectacular de las enfermedades autoinmunes y alérgicas. Existe evidencia científica de que la toma de antibióticos para tratar determinadas infecciones puede dar lugar a un incremento importante de enfermedades alérgicas y autoinmunes. En estos casos, mucho tiene que ver la alteración de la microbiota saprofita intestinal que inducen estos tratamientos, sobre todo si se hacen sin supervisión médica.

Por otro lado, existen evidencias de que una exposición a determinadas infecciones puede mejorar algunas enfermedades autoinmunes. Así, se ha observado que el sarampión aminora la severidad de determinadas enfermedades renales autoinmunes y de la dermatitis atópica.

Los datos epidemiológicos soportan la evidencia de que enfermedades alérgicas como asma, rinitis, dermatitis atópica, y autoinmunes como esclerosis múltiple, diabetes tipo 1, enfermedad de Crohn y otras, han aumentado dramática y espectacularmente en los últimos treinta años. Estos estudios determinan que este incremento coincide con la disminución concomitante y significativa de muchas enfermedades infecciosas. Se podría decir entonces que, a menos infecciones, más enfermedades autoinmunes y alérgicas. En definitiva, si no hay "bichitos" importantes a los que agredir, el sistema inmune se vuelve "tarumba" y en su "aburrimiento" por falta de patógenos a los que declarar la guerra, empieza a "entretenerse" con estructuras propias o con inocuos agentes ambientales como un grano de polen o una partícula de polvo, dando lugar a estas enfermedades. En esto se basa la archiconocida "hipótesis de la higiene". Recuerde, la M (ya se imaginará a qué me refiero) o "porquería", ni mucha ni poca; todo en su justa medida. Demasiada M es igual a incremento de infecciones, y demasiada poca M o higiene excesiva, es igual a alergias, enfermedades autoinmunes e incluso cáncer.

16.2 Geografía, clima y enfermedades autoinmunes

Las enfermedades autoinmunes no están distribuidas por igual en la geografía terrestre. Un minucioso examen demuestra que estas enfermedades siguen una distribución decreciente norte-sur, es decir, que en los países del norte tendremos más enfermedades autoinmunes y, conforme más bajamos en el globo hacia países del sur, la incidencia de enfermedades autoinmunes disminuye significativamente. Entre los factores que contribuyen a estas diferencias están la genética, que es distinta en cada población, el ambiente, y sus interacciones mutuas.

Desde hace un tiempo, está adquiriendo mucha importancia la posible relación entre los niveles de vitamina D y el desarrollo de enfermedades autoinmunes. Las cantidades de vitamina D que un individuo necesita provienen básicamente de dos fuentes: la ingestión de esta vitamina en la dieta y la exposición solar, ya que se fabrica en la piel a partir de dicha exposición. La vitamina D es más conocida por su relación con el metabolismo del calcio; recuerden aquella terrible enfermedad llamada raquitismo que en tiempos lejanos asolaba a la población, sobre todo a niños, debido a una falta de exposición al sol y dietas deficitarias. Pues bien, hoy sabemos que algunos metabolitos de esta vitamina son muy importantes para el correcto funcionamiento del sistema inmunológico, de tal forma que su falta puede conllevar un incremento de enfermedades inflamatorias y, sobre todo, autoinmunes. Esto también puede explicar estas diferencias norte-sur, ya que en los países donde existe mayor irradiación solar, en cuanto a intensidad y tiempo de irradiación, es donde menos enfermedades de este tipo hay. La "epidemia" de deficiencia de vitamina D no sólo está afectando ya a los países del norte, también se están registrando severas deficiencias en poblaciones como la nuestra. Un estudio reciente realizado en España llega a la conclusión de que alrededor del 50% de la población española presenta un nivel insuficiente de vitamina D, demostrándose en un 5% de ellas un déficit severo. Estas cifras para otros países no son menos esperanzadoras. En USA esta insuficiencia afecta hasta el 77% de la población y en Reino Unido a un 50% con insuficiencia y un 16% con deficiencia severa. El aporte insuficiente de vitamina D en la dieta, sumada a que pasamos una gran parte del día "enclaustrados" en oficinas y lugares con luz artificial, son sin duda factores determinantes.

16.3 Cómo se trata la autoinmunidad

El tratamiento de las enfermedades autoinmunes varía dependiendo del tipo de enfermedad de la que estemos hablando. Así, en el caso de que los órganos dañados sean responsables de la producción de hormonas, como ocurre con el tiroides (que produce hormonas tiroideas) o el páncreas (que produce insulina, entre otras), el tratamiento irá dirigido a corregir la deficiencia hormonal generada (en el caso del hipotiroidismo se administra hormona tiroidea y en el caso de la diabetes, las conocidas inyecciones de insulina). En otros casos, la mayoría, las enfermedades autoinmunes se tratan con fármacos que disminuyen la actividad del sistema inmunitario. Entre estos fármacos se encuentran los conocidos corticoides, existiendo otros más potentes pero también más tóxicos (y con nombres muy feos), como ciclofosfamida, azatioprina, clorambucilo, ciclosporina, metotrexato, etc. Debido a los posibles y temibles efectos secundarios de estos fármacos inmunosupresores, hemos de guardar un equilibrio muy delicado, administrando dosis que sean capaces de controlar la enfermedad, procurando a la vez que esa misma dosis no baje

Artritis

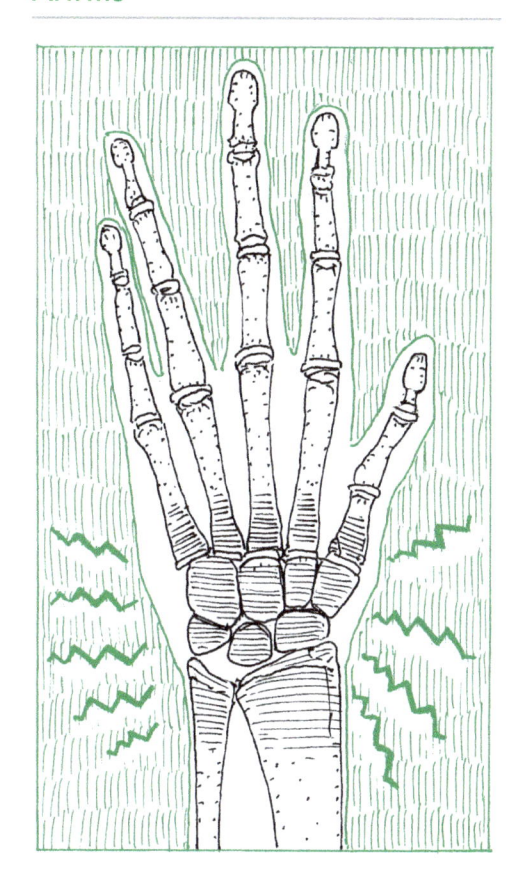

demasiado la capacidad defensiva y permita al cuerpo poder seguir defendiéndose de posibles agresores externos (virus, bacterias, etc.).

El advenimiento en los últimos años de las llamadas terapias biológicas ha mejorado de forma importante el tratamiento y el pronóstico de los pacientes con enfermedades autoinmunes. Estas terapias son tratamientos que se dirigen de forma muy precisa o selectiva contra una serie de moléculas importantes en el desarrollo del proceso inflamatorio autoinmune (por ejemplo, contra el factor de necrosis tumoral alfa –TNF- -, una molécula que interviene de forma importante en enfermedades como la artritis reumatoide, la enfermedad de Crohn o la psoriasis).

Las nuevas terapias biológicas y, en concreto, los mencionados anti-TNF y otros como los anti-CD20 o Rituximab (anticuerpos dirigidos contra los linfocitos B, que bloquean la producción de auto-anticuerpos dañinos) han mejorado notablemente el manejo y el pronóstico de las enfermedades autoinmunes en los últimos cinco años.

Desde el punto de vista nutricional, la adquisición de buenos hábitos dietéticos también puede tener un papel importante en el control de la inflamación asociada a las enfermedades autoinmunes. En los últimos años, se ha acuñado el término "dieta anti-inflamatoria" para referirse a aquellas en las que se incluyen frutas y verduras en gran cantidad, con pobre ingesta de carnes (sobre todo carnes rojas) e ingesta de algunas especias con conocido poder anti-inflamatorio como la cúrcuma, el jengibre, la guindilla roja (ricas en capsaicina) y el ajo entre otras. Este tipo de dietas aconseja también la administración de suplementos de ácidos grasos omega-3, ya que su consumo se ha relacionado con una disminución significativa de los procesos inflamatorios involucrados en la génesis y evolución de enfermedades autoinmunes, infarto de miocardio, ictus, diversos tipos de cáncer y enfermedades neurológicas degenerativas como el Alzheimer. Otra recomendación de estas dietas específicas es la toma de cantidades moderadas de alcohol, y más específicamente de vino tinto (una copa al día para las mujeres y dos para el hombre), producto rico en moléculas anti-oxidantes y anti-inflamatorias como los polifenoles y el resveratrol.

CAPÍTULO 17

ALERGIA: LA SENSIBILIDAD LLEVADA AL EXTREMO

CAPÍTULO 17

ALERGIA: LA SENSIBILIDAD LLEVADA AL EXTREMO

En 1906, Clemens von Pirquet y Béla Schick introducen el término "alergia", para referirse a la reacción inmunológica alterada en la cual suele presentarse una fuerte liberación de histamina y otros compuestos responsables de los síntomas que caracterizan a ésta.

La alergia (del griego —allergía— «reacción extraña») es un trastorno del sistema inmunológico, donde se desarrolla una "hipersensibilidad" especial a partículas o sustancias (muchas veces completamente inofensivas) que, si se inhalan, ingieren o tocan, producen unos síntomas característicos que pueden ir desde un leve picor (prurito) y enrojecimiento de la piel (eritema), a manifestaciones mucho más graves con insuficiencia respiratoria extrema: edema, hipotensión, shock y muerte, signos típicos de la llamada reacción anafiláctica o anafilaxia.

A las sustancias que generan estas reacciones se las denomina genéricamente "alérgenos" ("inductores de alergia"). El listado de posibles alérgenos es inmenso y cada día se añaden nuevos, siendo los más frecuentes el polen y polvo doméstico (donde se encuentran unos pequeños "bichitos" llamados ácaros, responsables directos de la reacción alérgica), el marisco, el pescado, los huevos, la leche, determinadas frutas (plátanos, fresas, y frutos rojos en general), frutos secos (almendras, cacahuetes,...), pica-

Inhaladores

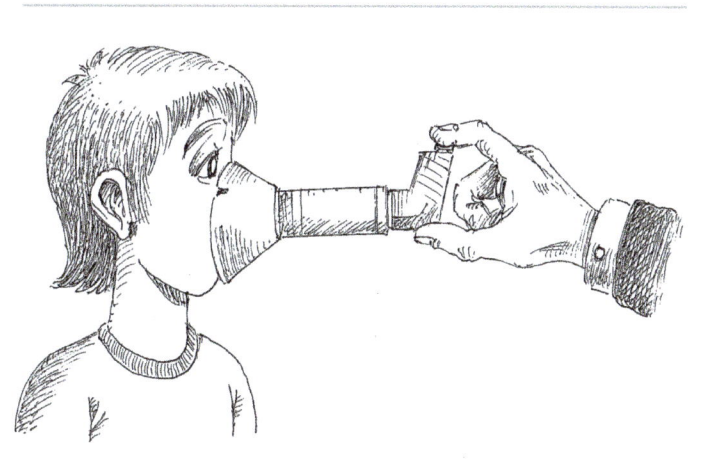

duras de insectos (abejas, avispas, mosquitos, pulgas,…) y fármacos (penicilina, anti-inflamatorios,…), entre otros.

Cuando un alérgeno penetra en el organismo de un sujeto que es alérgico, su sistema inmunitario responde produciendo una gran cantidad de anticuerpos llamados IgE. La sucesiva exposición al mismo alérgeno hace que estos anticuerpos interaccionen con los mastocitos residentes en los tejidos, facilitando la liberación de una serie de mediadores químicos, en particular de la histamina (de ahí el uso de los conocidos antihistamínicos dentro del esquema de tratamiento), que producirán gran parte de los síntomas típicos de la reacción alérgica.

Una de cada cinco personas en España es alérgica, y se calcula que para el año 2020 la mitad de la población mundial estará afectada por algún tipo de alergia, duplicándose cada diez años el número de afectados por enfermedades como el asma. Entre las principales causas que se barajan de este aumento exagerado de las enfermedades alérgicas están:

- Cambios en el ambiente doméstico. En los últimos años el medio ambiente de nuestras casas se ha transformado enormemente, incrementándose la exposición al polvo y a los ácaros que éste transporta.

- Cambios en la dieta. Diversos estudios han demostrado que, desde hace unos años, el cambio de dieta ha producido por un lado un incremento en la exposición a alimentos altamente alergénicos (frutas, pescado, leche, huevos,..) y, por otra parte, una alteración en la microbiota intestinal. Estos estudios muestran cómo este cambio de dieta hace que la población de microbios que viven en nuestros intestinos sea menos variada, existiendo menos especies de los mismos, lo que conlleva la inducción de cambios sustanciales en el sistema inmunológico. Actualmente, es conocido que la lactancia materna disminuye el riesgo de alergia en el niño. Igualmente, la introducción de alimentos que no sean la leche materna antes de los cuatro meses de edad o la soja antes de los seis meses, contribuye de forma decisiva al desarrollo en el recién nacido de alergias alimentarias. Otros estudios sugieren que tomar probióticos y ácidos grasos omega-3 durante el tercer trimestre del embarazo, disminuye el riesgo de alergias de cualquier tipo en el recién nacido

  - Incremento de los contaminantes ambientales. Se ha comprobado cómo el diésel y los compuestos formados en la combustión del mismo en nuestros coches, es capaz de unirse a los alérgenos ambientales incrementando su poder "alergizante". De hecho, el diésel por sí solo es capaz de incrementar la producción de IgE y de histamina. También se ha observado que la materia particulada flotante es capaz de producir el mismo efecto.

- Genética. Generalmente la alergia tiene un importante componente hereditario, siendo altamente probable (probabilidad del 75%) de que si tus padres son alérgicos, tú también lo seas. Sin embargo, no es común que se herede la alergia a una sustancia específica, sino la tendencia a ser alérgico a alguna sustancia.

- Exceso de higiene. En 1989 el Dr. David Strachan, un epidemiólogo inglés, propuso la hipótesis de la higiene. Esta viene a explicar que, cuando un individuo se desarrolla o vive en un ambiente hiperhigiénico, superlimpio y sin "rastros de manchas", su sistema inmunológico tiende a alterarse, promoviendo la producción de altos niveles de IgE y la activación de los mastocitos que liberan histamina, por lo que la higiene excesiva podría predisponer al desarrollo de enfermedades inmunológicas entre las que se encuentran las alergias. Esta hipótesis se ha podido comprobar en algunos estudios realizados a nivel epidemiológico y experimental. Por ejemplo, se ha visto que los hijos únicos o los que no asisten a guarderías tempranamente, tienen menos infecciones virales respiratorias (están menos resfriados, constipados o "griposos") y precisamente esta falta de infecciones puede inducir a su sistema inmune a que trabaje produciendo un tipo de respuesta denominada Th2, o respuesta tendente a la reacción alérgica. Igualmente, multitud de estudios han comprobado que los niños que crecen en un ambiente rural o "campestre", en íntimo contacto con animales, tienen menos alergia debido a la exposición prolongada a los múltiples microbios que portan estos animales. Otro estudio muy interesante mostró que los niños alimentados con leche no pasteurizada (con alto contenido en microbios), antes de cumplir el año de edad, tenían menos riesgo de enfermedades alérgicas que los niños que tomaban leche pasteurizada (lo cual no implica que debamos dejar de tomar leche pasteurizada). Otras evidencias indican que una exposición temprana y prolongada a infecciones intestinales y respiratorias por bacterias, virus o parásitos reduce el riesgo alérgico. Esto ha llevado a proponer otra hipótesis: la de los "viejos amigos", en la que se plantea que, desde el advenimiento de las vacunaciones, los antibióticos, antiparasitarios y los ambientes excesivamente limpios, hemos eliminado del ambiente algunos "amigos bacterianos y parasitarios" que, aunque nos procuraban de vez en cuando alguna infección que otra, también nos protegían de los riesgos de desarrollar enfermedades como las alérgicas y las autoinmunes. Como todo en la vida, no todo lo bueno es completamente bueno ni todo lo malo completamente malo; algo así como el yin y yang.

Tanto la hipótesis de la higiene como la de los viejos amigos no son una idea original de Strachan y sus colegas. Esta "hipótesis demostrada" ya era proclamada a viva voz por mi abuela cuando yo era pequeño y cariñosamente me decía que "la M (ya pueden imaginar lo que significa esta letra mayúscula) ni mucha ni poca, justo en medio; que no había que lavarse ni mucho ni poco, sino lo suficiente". Es decir, que si la falta de higiene predispone a la infección, el exceso de ésta predispone a la alergia, la autoinmunidad e incluso, según algunos estudios, a determinados tipos de cáncer. Así que no abusemos demasiado de los productos "antibacterias".

Los síntomas y signos que pueden presentarse en la alergia pueden ser de muchos tipos. Entre ellos los más frecuentes son los siguientes:

- **Cutáneos:** Eczema, urticaria y edema.
- **Pulmonares:** Asma, bronquitis y neumonías alérgicas.
- **Oculares:** Conjuntivitis, queratitis (inflamación de la córnea).
- **Otorrinolaringológicos:** Rinitis, sinusitis, epistaxis (sangrado por la nariz) y anosmia (inhibición del olfato).
- **Digestivos:** Vómitos, diarreas, dolor abdominal
- **Hematológicos:** Eosinofilia (aumento de eosinófilos en sangre).

En el esquema general, las estrategias de tratamiento actuales se basan en eliminar el contacto con el alérgeno identificado como nocivo, junto a la aplicación de una terapia farmacológica. De momento, evitar el contacto con el alérgeno es el único tratamiento que se ha demostrado 100% eficaz. Los fármacos que se emplean son antihistamínicos, broncodilatadores, corticoides locales o sistémicos y antagonistas de leucotrienos (¡¡¡uuff…menudos nombrajos!!!).

Otro de los tratamientos administrados al enfermo alérgico es la inmunoterapia desensibilizante, que consiste básicamente en administrar cantidades cada vez más elevadas del alérgeno nocivo, con objeto de conseguir que el enfermo se haga finalmente "tolerante" frente a dicho alérgeno.

17.1 El shock anafiláctico: la reacción extrema

El primer caso reportado en la historia de un shock anafiláctico es el del faraón Menes Names tras la picadura de una avispa, en el año 2850 a. C. La anafilaxis o shock anafiláctico es una reacción alérgica extrema que puede llevar a la muerte del individuo. Se caracteriza por una migración masiva, desde los vasos sanguíneos, de líquidos a los tejidos provocando edema e inflamación de los mismos. El contacto con la sustancia a la que se es alérgico puede desencadenar un cuadro de taquicardia, ahogos e hipotensión que, si no se trata urgentemente, puede provocar la muerte por colapso cardiorrespiratorio.

17.2 El asma: ¡¡¡déjenme respirar!!!

El asma es una enfermedad inflamatoria muy compleja en la que una sustancia que resulta normalmente inerte para el ser humano actúa como un mecanismo disparador del proceso de inflamación de los tejidos de la mucosa bronquial.

Muchos niños que desarrollan asma padecen o han padecido previamente otras enfermedades alérgicas como eczema (también llamada dermatitis atópica) y rinitis alérgica (que cursa con estornudos, mucosidad, picor nasal y frecuentemente también con lagrimeo). No es infrecuente que un niño que desarrolle dermatitis atópica a temprana edad, cuando cumple 6 o 7 años comience con un cuadro de asma, y en la pubertad desarrolle una rinitis alérgica. A este fenómeno se le denomina "marcha alérgica".

Varios estudios han puesto de manifiesto la relación entre la obesidad y el asma. Las personas obesas parecen tener más asma que las no obesas, sugiriendo esto que el tejido graso también tiene algo que ver con este desarreglo inmunológico, aunque los mecanismos por los cuales se produce dicho desarreglo no han sido completamente elucidados. Parece ser que algunas moléculas inflamatorias producidas por el tejido graso podrían incrementar la reacción alérgica. Tan importante es el peso en esta enfermedad, que una pérdida del 5 al 10 por ciento mejora significativamente el asma en alrededor del 58% de los enfermos.

17.3 Alergia alimentaria

Los especialistas y el público en general tienen diferentes percepciones sobre la cantidad de alergias alimentarias existentes. No es raro encontrar en cada familia a alguna persona que no tolere algún alimento o alimentos en particular (leche, chocolate, etc.), y que no sea "diagnosticado familiarmente" como alérgico a dicho alimento/s.

A nivel europeo, la alergia alimentaria afecta entre el 1 y 2 por cien de los adultos, y el 0,5-7,5 por cien de los niños. En España, dicha tasa alcanza un lugar destacado, con un 7%.

Aunque el número y calidad de alimentos que ingerimos a lo largo de nuestra vida es extenso, existe un número limitado de ellos que son responsables de las alergias alimentarias, documentándose unos 170 y situándose entre los más comunes el huevo, el pescado y la leche.

Los síntomas de una alergia alimentaria pueden ir desde afecciones de piel (urticaria, edema, dermatitis atópica,..), respiratorias (rinitis, rinoconjuntivitis, asma,...), o digestivas (náuseas, vómitos, diarreas,...), a reacciones anafilácticas que pueden poner en serio peligro nuestra vida.

La alergia alimentaria se produce por un mecanismo inmunológico en el que el alimento en cuestión es reconocido como algo "extraño" por el sistema defensivo intestinal y, como consecuencia, se genera una respuesta con alta producción de un tipo de anticuerpo, la IgE (inmunoglobulina E). Este anticuerpo, una vez formado, es capaz de activar a unas células presentes en nuestros tejidos llamadas mastocitos o células cebadas, que van literalmente cargadas de histamina y otras sustancias responsables del proceso alérgico. La activación de dichas células por parte del anticuerpo desencadenará la liberación del contenido de estas células, lo que finalmente va a dar lugar a todos los síntomas que caracterizan a esta enfermedad. Dependiendo dónde y en qué grado se manifieste la liberación de estas sustancias por parte del mastocito, tendremos síntomas locales (cutáneos, respiratorios, digestivos) o generales (sistémicos), como el peligroso shock anafiláctico.

Es necesario aclarar que muchas de las mal autodiagnosticadas alergias alimentarias se tratan más bien de "intolerancias alimentarias" que, en principio, no son de origen inmunológico sino que más bien se dan por alteración o falta de enzimas específicas para determinados nutrientes que nos permiten, cuando funcionan correctamente, digerir bien el alimento (p.ej. la lactasa que "digiere" la lactosa de la leche). Y, aunque decimos que, "en principio", las intolerancias no tienen que ver con mecanismos inmunológicos, últimamente se describen con mayor frecuencia intolerancias alimentarias que parecen darse por reacciones inmunológicas, aunque distintas a las descritas en la alergia. Algunos alimentos pueden ser reconocidos también como extraños por el sistema inmune dando lugar a la formación de otro tipo de anticuerpos o inmunoglobulinas, no del tipo IgE, sino del tipo IgG. Cuando los anticuerpos IgG reaccionan con determinados alimentos, pueden llegar a formarse los llamados "inmunocomplejos", verdaderos aglomerados de anticuerpos y proteínas alimentarias que pueden ser responsables de diversos procesos y, en particular, de la intolerancia al alimento.

Al igual que en la celiaquía, el tratamiento de elección para las alergias e intolerancias alimentarias lo constituyen las dietas de eliminación. Es ciertamente frecuente que, a lo largo del tiempo, muchos enfermos "se curen" porque se hacen tolerantes al alimento, aunque por desgracia, otros pueden quedar sensibilizados de por vida.

17.4 Seguimiento y prevención de las alergias

La alergia evoluciona a lo largo del tiempo, y muchos pacientes pueden superar alergias y desarrollar otras nuevas. Se recomienda la realización, de forma frecuente, de test para los alérgenos pertinentes, ya que proporcionan información sobre si el tratamiento del paciente debe continuarse o puede cambiarse para mejorar su salud y calidad de vida. Un test anual es, en general, la práctica recomendada para determinar si se ha superado la alergia a la leche, al huevo, a la soja y al trigo. En el caso de la alergia al cacahuete, los frutos de cáscara arbóreos, el pescado y los crustáceos, el intervalo entre test se amplía a 2 o 3 años. Los resultados de estos test o pruebas de seguimiento pueden guiar la decisión relacionada con la posibilidad y el momento seguro para introducir o reintroducir alimentos desencadenantes de alergia en la dieta.

En la alergia es muy importante tomar medidas de prevención de exposición al alérgeno cuando este es evitable. El "smog" (aire contaminado y estancado en las capas más bajas de la atmósfera, debido a su mayor densidad), micromohos, pólenes, ácaros del polvo (suelen infestar colchones y, sobre todo, alfombras), pelo de mascotas (por ejemplo, el gato al lamerse deja su saliva en sus pelos, y esta saliva al secarse vuela en escamas por el aire pudiendo provocar alergia en personas predispuestas) son muy abundantes en zonas urbanas y domésticas. La limpieza, o el evitar ambientes cerrados y muy húmedos, son hábitos preventivos que en muchas ocasiones resultan muy eficaces.

CAPÍTULO 18

OBJETIVO, DESTRUIR AL TUMOR: INMUNIDAD Y CÁNCER

CAPÍTULO 18

OBJETIVO, DESTRUIR AL TUMOR: INMUNIDAD Y CÁNCER

La palabra "cáncer" realmente representa un "saco" donde se agrupan cerca de 200 enfermedades distintas que tienen en común dos características muy particulares: por un lado, todos los cánceres están compuestos por un grupo de células que presentan un crecimiento descontrolado, y por otro, tienen la capacidad de invadir y dañar a los tejidos y órganos normales, bien localmente o a distancia, a través de las llamadas metástasis.

La hipótesis de la relación entre cáncer y sistema inmunológico no es nueva ni moderna. Ya en 1909, Paul Ehrlich propuso la idea de que la incidencia de cáncer debería ser mucho mayor si no fuese porque nuestro sistema inmune establece un sistema de vigilancia sobre la aparición y expansión de estos. Cincuenta años más tarde, Lewis Thomas y Frank McFarlane Burnet tomaron esta idea y propusieron que los linfocitos T (acuérdese…los formados en el Timo), ejercían la labor de "centinelas", lo que acuñó el término de "inmunovigilancia" para describir cómo el sistema inmune está en constante alerta frente a la aparición y desarrollo de estas células malignas. Esta teoría sufrió y sufre aún hoy día múltiples ataques, levantando apasionados y acalorados debates entre sus defensores y detractores.

Día mundial de la prevención de cáncer de mama

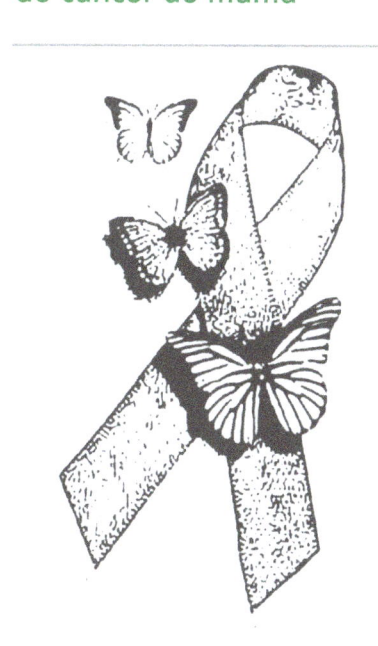

Siguiendo un poco con la historia, la conexión entre cáncer y sistema inmune ganó adeptos con los trabajos de William Coley, un médico neoyorquino que allá por el año 1890 llegó a comprobar cómo algunos de sus pacientes afectados de cáncer se curaban de éste cuando contraían infecciones por estreptococos (como los que producen las amigdalitis o las fiebres reumáticas). Sospechando que estas infecciones tenían algo que ver con la regresión del tumor de sus pacientes, Coley decidió llevar a cabo un experimento en el cual inyectaba estos estreptococos en pacientes con cánceres inoperables, obteniendo los mismos resultados. A partir de estos experimentos, Coley desarrolló una mezcla de bacterias muertas denominada "la toxina de Coley", que se empleó en más de 1.000 pacientes con resultados y éxito variable.

Sea como fuere, la relación entre cáncer y sistema inmunológico se sospecha cuando se observa que los pacientes sometidos a trasplante, que tienen que estar medicados con potentes fármacos inmunosupresores para evitar el rechazo, están más predispuestos a padecer ciertos tipos de cáncer. Igualmente se conoce cómo algunos pacientes con inmunodeficiencias muestran la tendencia a desarrollar algunos tipos de cáncer. Así, por ejemplo, los enfermos de SIDA pueden desarrollar el llamado Sarcoma de Kaposi (un tipo de cáncer que afecta a las células que componen el tejido conectivo o conjuntivo, e inducido por un herpesvirus tipo 8 que aprovecha la bajada de defensas producido por el VIH). En estas personas inmunodeficientes suelen darse más comúnmente determinados tipos de cáncer como sarcomas y linfomas. Sin embargo, otros tipos de cáncer muy frecuentes como los de mama y pulmón no se desarrollan más frecuentemente en este tipo de pacientes cuando se compara con la población no inmunodeficiente.

Es igualmente reconocida la capacidad que muestran determinados tipos de cáncer para manipular el sistema inmune o desarrollar "mecanismos de escape" que van a permitir su supervivencia. Una teoría ya totalmente confirmada en la práctica es que el sistema inmune puede en muchos casos no sólo no luchar contra el tejido canceroso sino que es capaz de hacer lo contrario, es decir, ayudarlo a crecer y a diseminarse por todo el organismo (metástasis).

Muchos de los tipos de cáncer que conocemos están asociados con alguna forma de inflamación crónica. Por ejemplo, más del 20% de los cánceres están ligados a infecciones crónicas (virus papiloma con el cáncer de útero, la bacteria *Helicobacter pylori* con cáncer gástrico y linfoma digestivo, virus de la hepatitis B y C con cáncer de hígado, etc.). Otro 30% de estos cánceres se asocian a agentes inhalados tóxicos como los procedentes del tabaco o de la polución ambiental (que también inducen inflamación crónica), y un 35% a factor nutricionales (con más de un 20% de cánceres asociados a obesidad que, como ya hemos visto, se asocia a un estado inflamatorio crónico). Las formas congénitas y heredadas de cáncer sólo constituyen un 10% de todos ellos, estando la mayoría relacionados con alguna mutación secundaria a factores ambientales.

Parece ser que, como ya se ha tratado a lo largo de este libro, la inflamación crónica contribuye al padecimiento de determinados tipos de cáncer. Estudios recientes demuestran cómo las personas que toman a diario fármacos anti-inflamatorios o llevan un estilo de vida "anti-inflamatorio" basado en buenos hábitos dietéticos, ejercicio, y son reacias a sustancias adictivas (tabaco, alcohol, etc.), padecen significativamente menos cáncer. Muy recientemente, expertos norteamericanos anunciaron a bombo y platillo que la toma diaria de pequeñas dosis de ácido acetilsalicílico (aspirina) podría ser beneficiosa no sólo para la prevención de los accidentes cardiovasculares, sino también para la prevención de determinados tipos de cáncer, entre ellos el cáncer de colon.

La diferencia fundamental entre una célula normal y una célula tumoral es la pérdida de control de la división celular en esta última, como resultado de las múltiples mutaciones sufridas. Dichas mutaciones hacen que las células cancerosas fabriquen y expresen proteínas alteradas o anormales que pueden ser reconocidas por el sistema inmunológico, desencadenándose el ataque hacia el tumor. A estas proteínas "raras" se las denomina "antígenos tumorales".

Estos antígenos tumorales se pueden clasificar en dos grandes tipos:

Linfocitos atacando a una célula tumoral. David contra Goliat

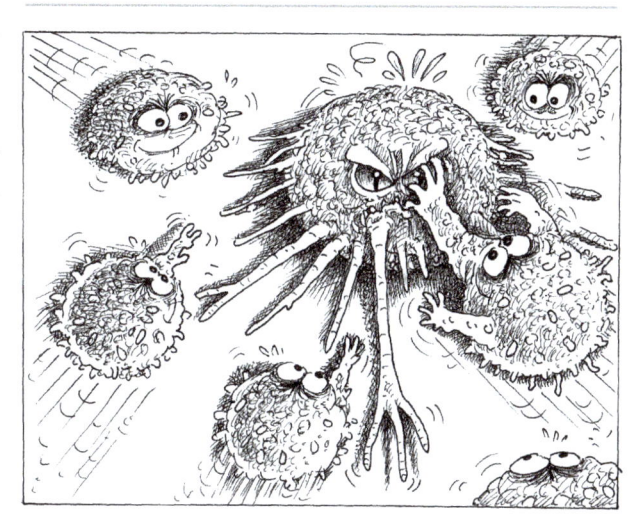

1. Antígenos específicos del tumor (AET). Son antígenos expresados por las células tumorales pero no por las células normales.

2. Antígenos asociados a tumores (AATs). Se expresan tanto en células normales como en células cancerosas, pero en estas últimas lo ha-

CAPÍTULO 18. OBJETIVO, DESTRUIR AL TUMOR: INMUNIDAD Y CÁNCER

cen de forma aberrante o excesiva. Por ejemplo, los llamados antígenos oncofetales o antígenos embrionarios se expresan normalmente en los tejidos en desarrollo (embrionarios), pero no en los tejidos normales de los individuos adultos, y su expresión en cánceres se debe a la pérdida de la represión de determinados programas genéticos. Los más importantes son la -fetoproteína (AFP), relacionada entre otros con el cáncer de hígado, y el antígeno carcinoembrionario (CEA), muy asociado con el cáncer de colon.

De cualquier forma, y como ya se ha comentado, muchos tumores pueden expresar antígenos que el sistema inmune es capaz de reconocer como extraños y otros que, sin embargo, escapan a la detección por parte de nuestras defensas.

18.1 Mecanismos de escape tumoral

La mayoría de los tumores sólo expresan una baja cantidad de antígenos que pueden ser reconocidos como extraños, de modo que la capacidad de inducir una respuesta inmune potente tiende a ser escasa. Por si esto fuese poco, la velocidad de crecimiento y propagación de los tumores muchas veces sobrepasa la capacidad del sistema inmunológico para hacer frente a todas las células tumorales, ya que para el control efectivo del tumor se requiere que todas las células neoplásicas sean eliminadas. Además, muchos tumores disponen de mecanismos especializados para evitar las respuestas inmunes del organismo. Dentro de ellos se han descubierto los siguientes:

1. Las células tumorales disminuyen o no expresan antígenos en su superficie. Esto tiene un nombre algo sugerente: "desnudamiento antigénico", que impide el reconocimiento del tumor por parte de las células del sistema inmune.

2. Muchos tumores fabrican y secretan sustancias que disminuyen el funcionamiento del sistema inmune, incapacitando a los linfocitos para cumplir su labor.

3. El tumor puede crecer sin generar inflamación. Esto provoca que no exista ninguna señal de peligro que indique la presencia de una enfermedad. Cuando ocurre esta situación, la respuesta inmune permite o tolera al tumor en crecimiento. Entre estos se encuentran graves tumores cerebrales como el Glioblastoma multiforme (el nombre ya de por sí impone).

4. Como también se ha comentado al principio de este capítulo, la presencia de estados deficitarios del sistema inmunológico (inmunodeficiencias) incrementa la probabilidad de desarrollar ciertos tipos de tumores, como por ejemplo, cánceres del tejido linfático (linfomas) o de tejidos blandos (sarcomas).

A modo de resumen, parece que queda demostrado que el sistema inmune tiene la capacidad de vigilar la aparición de tumores y eliminarlos, tolerarlos o incluso "ayudarlos" en su crecimiento y expansión. No cabe duda de que un mejor conocimiento de la inmunidad frente a los distintos tipos de cáncer nos dará la pista sobre el tratamiento individualizado de cada uno de ellos a través de la llamada "inmunoterapia anti-tumoral"; un intento de manipular al sistema inmune para que se active contra las células cancerosas.

18.2 Inmunoterapia antitumoral

La cirugía, quimioterapia y radioterapia en muchas ocasiones no son suficientes para el tratamiento de múltiples tipos de cáncer, sobre todo para aquellos con gran capacidad de invasión de tejidos o metástasis. Prueba de ello es que, en la actualidad, la segunda causa de muerte es el cáncer (después de las enfermedades cardiovasculares), lo que ha motivado un gran interés de la comunidad médica y científica por encontrar nuevas formas de tratamiento contra esta terrible enfermedad. De esta forma surge la llamada "inmunoterapia anti-tumoral", que constituye un intento de manipular el sistema inmune de los pacientes con cáncer con objeto de "ejercitarlo y potenciarlo", para poder luchar mejor contra el tumor y poder así acabar destruyéndolo.

Célula dendrítica

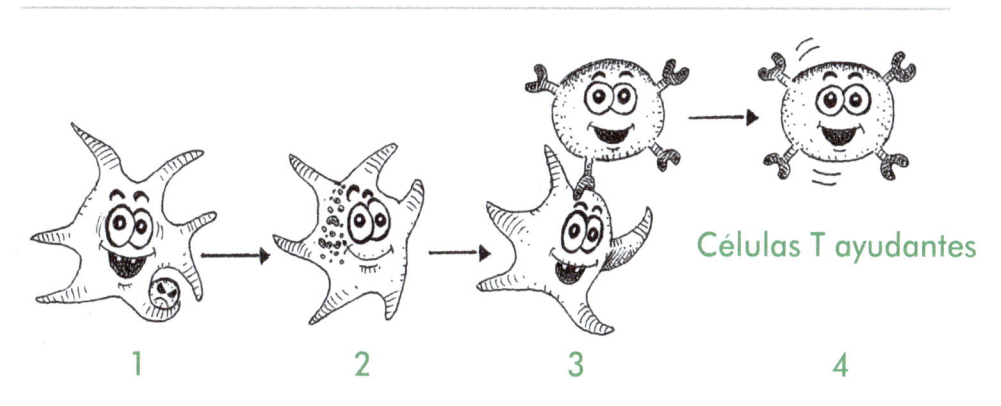

Dentro de las distintas estrategias que la Inmunoterapia anti-tumoral persigue, se incluyen tanto tratamientos llamados inespecíficos como otros más "finos", dirigidos a estimular a las células inmunes específicas del tumor. Entre las distintas opciones de tratamiento que se están estudiando, una de ellas es administrar la inmunoterapia a pacientes que tienen un alto riesgo de recidivas o recurrencia tumoral después de la cirugía, radio y/o quimioterapia, pudiendo estimular al sistema inmune para que pueda eliminar los pequeños "nidos tumorales" que hayan podido escapar del tratamiento y que son responsables de dichas recurrencias.

18.3 Inmunoterapia inespecífica

Dentro de esta se han venido utilizando varias estrategias con resultados verdaderamente interesantes:

1. **Terapia con el bacilo de Calmette-Guerín (BCG).** A principios de 1970 un estudio demostró que la administración de esta bacteria debilitada (perteneciente a la misma familia que algunas bacterias terribles como la de la tuberculosis y la lepra), tenía efectos anti-cáncer. Esta bacteria se empleaba y se emplea incluso hoy día en algunos países como vacuna para la temible tuberculosis, y en un estudio extenso se observó que su administración a pacientes con melanoma metastásico y ciertos tipos de cáncer de próstata, era muy efectiva.

2. **Terapia con citoquinas.** Se basa en el empleo de moléculas o sustancias producidas por las células inmunológicas, y cuyo objetivo es incrementar la respuesta inmunológica destructiva frente al tumor. Entre estas se encuentran algunas como el Factor de Necrosis Tumoral (TNF-alfa), el interferón-alfa (IFN-alfa), interferón-beta (IFN-beta), interleuquina-4 (IL-4) y la interleuquina-6 (IL-6), entre otras. Estas citoquinas han de emplearse con muchísima cautela, ya que se ha visto que alguna de ellas (como el TNF-alfa y la IL-6), son capaces tanto de suprimir el crecimiento de algunos tumores, como de promover el crecimiento y metástasis de otros.

Actualmente, en el "mercado farmacéutico" existe ya alguna de estas citoquinas que se usan con muy buenos resultados. Así, por ejemplo, la interleuquina (IL-2) se utiliza para el tratamiento del melanoma o del cáncer renal, el interferón-alfa (IFN-alfa), también para el melanoma, varios tipos de leucemia y el sarcoma de Kaposi, o los llamados genéricamente Factores Estimulantes de Colonias (CSFs), que actualmente se administran a pacientes oncológicos para "rehabilitarlos inmunológicamente" después de la radioterapia o la quimioterapia. En la actualidad, otras citoquinas están siendo estudiadas y testadas para el tratamiento de diversos tipos de cáncer.

3. **Terapia celular.** Se basa en extraer los glóbulos blancos de la sangre del paciente con cáncer y "alimentarlos" en un tubo de ensayo con algunas citoquinas, como la ya mencionada interleuquina-2 (IL-2). Cuando esta citoquina llega a las células inmunológicas del paciente, el resultado es la formación de numerosas células llamadas LAK (lymphokine-activated killer; asesino activado por linfoquina), que reinyectadas en el paciente son capaces de aniquilar a las células tumorales.

18.4 Inmunoterapia específica

Dentro de este tipo se incluyen:

1. **Anticuerpos monoclonales.** Se trata de anticuerpos "fabricados" en laboratorio. Son como "misiles" dirigidos específicamente contra las células cancerosas. Estos anticuerpos pueden incluso llevar "pegados" algunas toxinas/venenos o elementos radiactivos que descargan en la célula maligna. Algunos de estos anticuerpos son incluso capaces de activar a células citotóxicas para que ataquen al tumor, dar la orden de parada del crecimiento o hacer que la propia célula tumoral se suicide (a esto se le llama apoptosis; para los amantes de la jerga científica). Actualmente se emplean alguno de estos anticuerpos para el tratamiento de algunos tipos de cáncer como linfomas, cáncer de pulmón, melanoma o cáncer de mama entre otros.

2. **Vacunas basadas en tumores.** Se trata de extirpar tejido tumoral del paciente, que se somete a una intensa radiación y posteriormente es pasado por "la batidora", resultando esto en un extracto crudo del tumor al que se le añade alguna sustancia o microorganismo tipo BCG (Bacilo de Calmette y Guérin), para posteriormente inyectar en el enfermo esta especie de "sopa tumoral manipulada". En un estudio realizado en 1999 con pacientes de cáncer de colon, este tipo de tratamiento logró reducir la recurrencia o recidiva del cáncer en un 61%.

3. **Vacunas basadas en virus.** Desde principios del siglo XX, los médicos tenían constancia de que muchas mujeres que sufrían cáncer de útero entraban en

remisión cuando se las vacunaba de la rabia. Este descubrimiento dio lugar al establecimiento de un tipo de tratamiento llamado "vacunación viral in vivo" que no es, ni más ni menos, que la inyección de virus en varios puntos del tejido tumoral. Los resultados de este tipo de tratamientos no han sido muy consistentes.

4. **Vacunas basadas en péptidos y proteínas.** Se basa en utilizar determinados péptidos (que son como proteínas muy pequeñas) o proteínas expresadas específicamente en algunos tumores, como antígenos para inmunizar frente a estos. Por ejemplo, existe un péptido llamado NY-ESO-1 (por favor, ¡¡¡qué nombres¡¡¡), que se expresa en alrededor del 30% de los cánceres de mama, ovario, próstata y melanoma, por lo que es un antígeno que ha despertado gran interés para la elaboración de una vacuna que pueda tratar a los pacientes aquejados por este tipo de tumores que expresen dicho antígeno. La ventaja de este tratamiento con respecto al del punto anterior es que no se corre el riesgo de introducir en el paciente ningún virus o bacteria, evitando una posible infección.

5. **Vacunas con células dendríticas.** Desde hace relativamente muy poco tiempo, este tipo de vacunas ha despertado también el interés de la comunidad médica y científica, ya que abre una nueva vía de tratamiento específico frente al cáncer. Las células dendríticas son células inmunológicas cuya función primordial es comer/fagocitar microbios y células extrañas como las células tumorales, teniendo igualmente la importante misión de activar los mecanismos de defensa frente a estos microbios y células tumorales. Una vez ha ingerido al enemigo, estas células dendríticas estudian en su interior cual es el "punto débil" de éste y, una vez localizado, sacan a esta molécula a su superficie presentándosela a otras células inmunológicas (principalmente a los llamados linfocitos T) para que ejecuten una respuesta intensa frente a ese agente extraño. Pues bien, actualmente se puede coger tejido canceroso del paciente, extraer los antígenos del mismo y "pegarlos" en la superficie de las células dendríticas extraídas del propio paciente para que, una vez reinyectadas, éstas inicien una respuesta inmune brutal frente a ese cáncer. Actualmente ya existe en el "mercado" una vacuna "a la carta y personalizada" basada en esta tecnología, y empleada para el tratamiento del cáncer de próstata; su nombre....¡¡¡Agárrese!!!: sipuleucel-T.

Uuuuuf, este capítulo me ha resultado duro hasta a mí, pero bueno, creo que es necesario que el público en general y el lector en particular conozcan este tipo de tratamientos de vanguardia que ya forman parte del presente en muchos casos. No cabe duda de que, en el futuro, la inmunoterapia anti-tumoral tendrá un papel relevante dentro de las opciones de tratamiento del paciente oncológico. Usada en combinación con la cirugía, radioterapia y quimioterapia, es seguro que muchos pacientes verán incrementada su calidad de vida y las remisiones a largo plazo.

Personalmente, tengo claro que la manipulación del sistema inmunológico de forma precisa y dirigida nos abrirá la vía para el desarrollo de nuevos tratamientos más efectivos sin la necesidad de enfrentarnos a los frecuentes efectos colaterales adversos de muchos de los tratamientos que actualmente se administran a enfermos inmunológicos y oncológicos.

CAPÍTULO 19

LA PROTECCIÓN "MATERNA": CELULAS MADRE EN EL TRATAMIENTO DE ENFERMEDADES INMUNITARIAS

CAPÍTULO 19

LA PROTECCIÓN "MATERNA": CELULAS MADRE EN EL TRATAMIENTO DE ENFERMEDADES INMUNITARIAS

En los últimos años han surgido novedosas y prometedoras terapias que facilitarán enormemente el manejo terapéutico en patologías de origen inmune, siendo de momento la terapia celular con células madre mesenquimales una de las que han despertado mayor interés por sus prometedores resultados.

19.1 Terapia celular

La terapia celular, o uso de células como agentes terapéuticos, plantea una alternativa curativa para enfermedades cuyo tratamiento actual no es efectivo o simplemente no existe, proporcionando los elementos capaces de producir la regeneración de estos órganos y tejidos dañados.

Dentro de todo el colectivo de células candidatas a ser empleadas en estas terapias avanzadas en esta última década, han sido las células madre o troncales las que han despertado multitud de posibilidades y esperanzas entre la comunidad científica, gracias a sus prometedores resultados.

Actualmente, en la especie humana existen más de 5.000 estudios clínicos (www.clinicaltrials.gov) para el tratamiento de diferentes patologías mediante el empleo de diversos tipos de células madre.

19.2 Concepto de célula madre

Una célula madre o troncal es un tipo de célula indiferenciada que, independientemente de su origen, comparte dos características comunes:

1. Capacidad de auto-renovación, originando células hijas o clones de características idénticas a su progenitora, lo que le confiere la capacidad de perpetuarse. Ello permite que un número limitado de células madre de un tejido

u órgano se mantengan indiferenciadas por largo tiempo, actuando como reservorio ante determinadas necesidades.

2. Potencialidad o capacidad de continuar la vía de diferenciación para la cual está programada, y producir células de uno o más tejidos maduros y plenamente diferenciados, que se encargarán de reparar o reponer el estado de equilibrio del tejido u órgano donde se localizan.

Dentro de los distintos tipos de células madre existentes, las llamadas células troncales adultas, como las células madre mesenquimales, son las que en la actualidad despiertan un mayor interés en toda la medicina regenerativa, y en particular, en el tratamiento de enfermedades inmunológicas.

19.3 Células madre mesenquimales (MSCs)

Son células indiferenciadas con capacidad de autorrenovación, multipotenciales, localizadas en diversos tejidos y que son capaces de diferenciarse hacia células musculares (miocitos), células formadores de hueso (osteoblastos), de cartílago (condroblastos), de tendones (tenocitos), células cardiacas (cardiomiocitos), del hígado (hepatocitos), células neuronales (neuronas), células de los vasos sanguíneos (endoteliales), y células fotoreceptoras (conos y bastones de la retina), entre otras. Presentan además la habilidad de migrar y anidar en lugares donde se está produciendo inflamación.

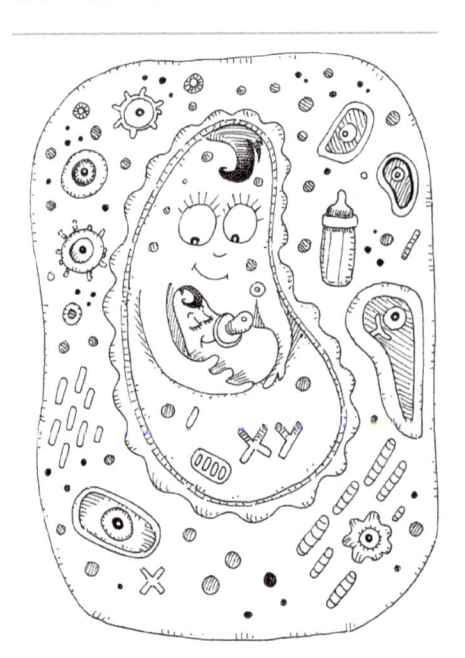

Células madre

Han sido aisladas de diferentes tejidos como médula ósea, tejido adiposo, sangre, músculo, cartílago de la oreja, cordón umbilical, membrana y líquido amniótico, manifestando ciertas diferencias entre ellas respecto a su cantidad en el tejido de origen, proliferación, capacidad de diferenciación y propiedades inmunomoduladoras.

Además de su función como reservorio de células indiferenciadas para la regeneración de los tejidos en que se ubican, cada vez hay más evidencias de que el mecanismo de acción de las MSCs se realiza a través de sus efectos inmunomoduladores y antiinflamatorios. Producen casi doscientos tipos diferentes de moléculas, incluyendo proteínas, factores de crecimiento, antioxidantes, etc., que desarrollan múltiples funciones biológicas.

De entre todos los mecanismos de actuación de las MSCs, es más que aceptado que la habilidad de modular el sistema inmune juega un papel fundamental en casi todos los efectos terapéuticos atribuidos a estas células.

Dicha influencia sobre el sistema inmune es ejercida a través de diferentes mecanismos como es el contacto directo célula a célula y la secreción de diferentes sustancias solubles, ejerciendo un potente efecto inmunomodulador y antiinflamatorio.

19.4 Terapia celular con MSCs en enfermedades inmunitarias

Gracias a estas capacidades para la diferenciación y la inmunomodulación, las MSCs se han utilizado en muchos estudios clínicos como posibles nuevos agentes terapéuticos en el tratamiento de enfermedades inmunitarias (autoinmunes y alérgicas), degenerativas e inflamatorias, entre las que cabe destacar:

19.4.1 Diabetes tipo 1

Esta patología tan común se da como consecuencia de una respuesta inmunológica contra las células beta pancreáticas productoras de insulina. El empleo de MSCs reduce el daño inflamatorio frente a estas células.

Por otro lado, el trasplante alogénico de islotes pancreáticos ha sido descrito como una alternativa de tratamiento frente a esta enfermedad. Sin embargo, el rechazo a largo plazo ha supuesto una limitación a esta estrategia. Actualmente se ha demostrado que dicho trasplante asociado a la respuesta inmunomoduladora de las MSCs previene el rechazo de los mismos y, además, realiza una función reparadora sobre los propios islotes lesionados.

19.4.2 Artritis reumatoide (AR)

La AR es una enfermedad autoinmune mediada por células T, caracterizada por inflamación y destrucción articular.

Diversos estudios demuestran que la aplicación de MSCs reduce significativamente la gravedad de la artritis.

19.4.3 Esclerosis múltiple (EM)

La EM es una enfermedad inflamatoria del sistema nervioso central que da lugar a discapacidad neurológica debido al daño producido en la mielina (una proteína grasa o lipoproteína que envuelve a los nervios). La medicación actual disminuye la respuesta autoinmune frente a la mielina y reducen la tasa de recaídas pero no la progresión de la discapacidad ni la regeneración de la mielina. El empleo de MSCs de diferentes fuentes ha demostrado restaurar la actividad neuronal y producir nuevas neuronas, con mejora de los síntomas.

19.4.4 Síndrome de Sjögren (SS)

Es una de las enfermedades autoinmunes más comunes, caracterizada por la inflamación de las glándulas lagrimales y salivares que conducen a queratoconjuntivitis seca (ojo seco) y xerostomía (boca seca). No es infrecuente que la persona afectada por esta enfermedad desarrolle además otros síntomas como sequedad vaginal, artritis, e incluso en algunos pocos casos, el desarrollo de linfomas.

El tratamiento de los pacientes SS con MSCs consiguió mejoría clínica, con aumento del flujo salival, de las anormalidades hematológicas y de las complicaciones autoinmunes.

19.4.5 Enfermedad autoinmune del oído interno (EAOI)

En la EAOI se produce una pérdida progresiva neurosensorial y auditiva de los dos oídos.

La terapia celular con MSCs de tejido adiposo ha producido mejoría de la audición y una disminución ostensible del proceso inflamatorio.

19.4.6 Enfermedad inflamatoria intestinal (EII)

Las EII son un grupo de enfermedades asociadas con la inflamación crónica del aparato digestivo, destacando entre ellas dos muy conocidas: la enfermedad de Crohn (EC) y la colitis ulcerosa (CU).

Los estudios preclínicos mostraron que las MSCs son eficaces en la mejora de la gravedad de la colitis, ejerciendo un efecto antiinflamatorio y/o inmunosupresor. En la EC, ensayos clínicos demostraron que el uso de MSCs es seguro y eficaz para el tratamiento de fístulas en pacientes refractarios o que no responden bien a los tratamientos convencionales.

19.4.7 Lupus eritematoso sistémico (LES)

El LES es una enfermedad autoinmune que puede producir diversos y variados cuadros que afectan a las articulaciones (poliartritis), vasos sanguíneos (vasculitis), riñones (glomerulonefritis), sangre (anemia, trombocitopenia) y piel (dermatitis).

El trasplante alogénico (de otra persona) de MSCs representa una importante estrategia en el tratamiento de casos refractarios en humanos ya que utilizar MSCs propias (autólogas) de médula ósea no sólo no se ha demostrado ineficaz, sino que puede agravar el proceso.

19.4.8 Enfermedad injerto contra huésped (EICH)

El trasplante alogénico de progenitores hematopoyéticos es un una estrategia terapéutica empleada desde hace años, destinado a pacientes oncológicos que han sufrido algún daño a nivel de la médula ósea (por quimioterapia, radiaciones, etc). No es extraño que un porcentaje importante de pacientes (hasta el 50%), que se someten a este trasplante, desarrollen una reacción de rechazo (EICH) que puede poner en riesgo la vida del receptor.

El empleo de MSCs es capaz de detener o disminuir significativamente estas reacciones.

Terapia celular ¿cómo funciona el tratamiento en un problema articular en la rodilla?

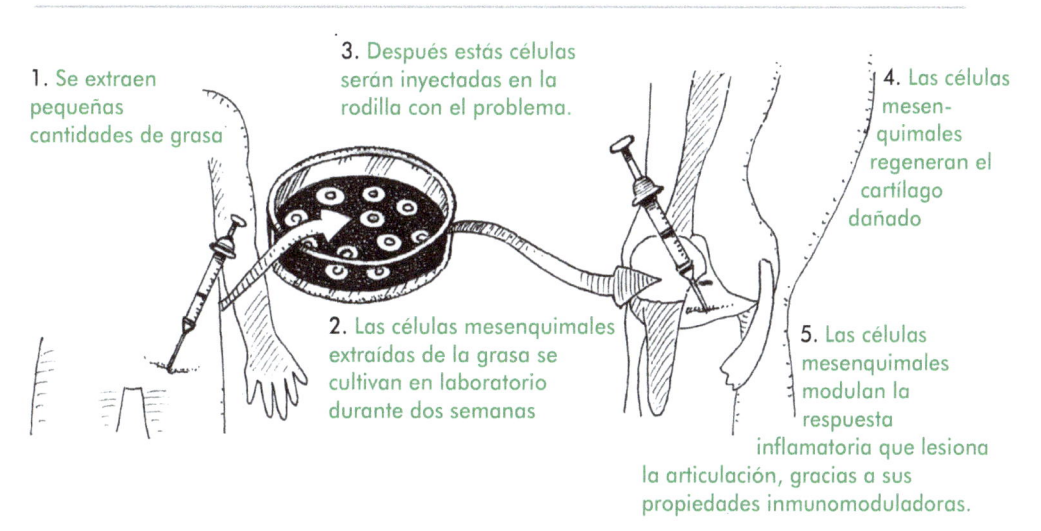

1. Se extraen pequeñas cantidades de grasa

2. Las células mesenquimales extraídas de la grasa se cultivan en laboratorio durante dos semanas

3. Después estás células serán inyectadas en la rodilla con el problema.

4. Las células mesenquimales regeneran el cartílago dañado

5. Las células mesenquimales modulan la respuesta inflamatoria que lesiona la articulación, gracias a sus propiedades inmunomoduladoras.

19.4.9 Dermatitis atópica (DA)

La DA es una enfermedad multifactorial crónica con componente alérgico que se caracteriza por la formación de lesiones eccematosas que producen un gran picor (pruriginosas).

En los últimos años, ha sido descrito el efecto inmunomodulador de la terapia con MSCs, tanto en modelos animales como en el ser humano, demostrándose una importante mejoría de la sintomatología.

Visto los resultados obtenidos por distintos equipos de investigación, no cabe duda de que la terapia celular con células madre abre un nuevo campo de tratamiento más específico frente a todas estas enfermedades de origen inmunológico.

COMENTARIO FINAL

Quizás le haya parecido duro, quizás interesante, quizás aburrido. Sea lo que fuere, mi intención con esta obra ha sido que no le pase inadvertida la importancia que nuestro sistema inmune tiene en nuestras vidas. Cuídese e intente disfrutar de la VIDA. Su sistema inmunitario se lo agradecerá eternamente. Ha sido un placer compartir estas páginas con usted, querido lector.

Amazing books®

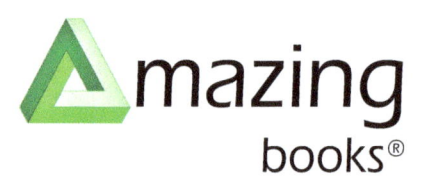

El doctor Fernando Fariñas, es un experto en el sistema inmunitario, o también llamado, sistema inmunológico. El autor, como doctor en Medicina, Veterinaria y Biología, demuestra su gran talento al escribir, y su capacidad de hacernos comprender la ciencia en general, y la especialidad inmunológica en particular. Todo ello a través de un modelo de expresión didáctico y fácil.

Fernando Fariñas, en su faceta de comunicador, persigue con este libro hacer comprender a los lectores conceptos como el funcionamiento del sistema inmune en las distintas fases de la vida, su relación con la nutrición, el estrés, la contaminación ambiental, y las enfermedades que afectan a la inmunidad como las enfermedades autoinmunes, inmunodeficiencias, alergias o el cáncer. Y todo ello a través de un lenguaje fácil, y al alcance de personas sin conocimientos sobre ciencia.

Por tanto "En defensa propia", es un título que ilustra la esencia de este libro, nos ayuda a ser más conscientes de los hábitos de vida y sus consecuencias, las buenas y las malas. Y se concluye esta presentación parafraseando al autor: *Cuídese e intente disfrutar de la VIDA, su sistema inmunitario se lo agradecerá eternamente.*

Microsite con video de presentación del autor

ISBN 978-84-945421-2-1

9 788494 542121

Lightning Source UK Ltd.
Milton Keynes UK
UKHW051428171221
395584UK00005B/29